图解

拔罐疗法

治百病

总主编 郭长青

主编 郭长青 郭妍 张伟

中国健康传媒集团
中国医药科技出版社

内 容 提 要

本书由北京中医药大学针灸推拿学院专家团队精心打造，作者首先简要介绍了拔罐疗法的特点、罐具、操作方法、适应证和禁忌证，随后详细介绍了拔罐疗法在内、外、妇、儿、皮肤科及五官科疾病中的应用，对书中涉及的穴位均配以人体穴位图和拔罐治疗图。全书图文并茂，实用性强，是广大中医爱好者、中医从业者的必备参考书。

图书在版编目（CIP）数据

拔罐疗法治百病 / 郭长青，郭妍，张伟主编 . — 北京：中国医药科技出版社，2017.3

（图解国医绝学丛书）

ISBN 978-7-5067-8867-0

Ⅰ . ①拔… Ⅱ . ①郭… ②郭… ③张… Ⅲ . ①拔罐疗法 Ⅳ . ① R244.3

中国版本图书馆 CIP 数据核字（2016）第 309203 号

美术编辑 陈君杞
版式设计 锋尚设计

出版 **中国健康传媒集团** | 中国医药科技出版社
地址 北京市海淀区文慧园北路甲 22 号
邮编 100082
电话 发行：010-62227427 邮购：010-62236938
网址 www.cmstp.com
规格 880×1230mm ¹/₃₂
印张 10¹/₄
字数 227 千字
版次 2017 年 3 月第 1 版
印次 2018 年 9 月第 2 次印刷
印刷 三河市航远印刷有限公司
经销 全国各地新华书店
书号 ISBN 978-7-5067-8867-0
定价 35.00 元

编委会

主　编

郭长青　郭　妍　张　伟

副主编

刘乃刚　胡　波　赵瑞利

编　委（按姓氏笔画排序）

马　田　刘福水　安　娜　杜宁宇

芦　娟　李忠龙　陈　晨　徐　菁

梁靖蓉　韩森宁

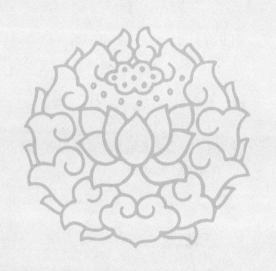

前言

拔罐疗法是中医学的一个重要组成部分，起源于中国古代，是我国先民在与疾病进行斗争的过程中发现的一种治疗方法，因其简便易行、适应证广、效果显著且无毒副作用等特点深受人民群众的喜爱。

拔罐疗法是以罐为工具，利用燃烧、抽吸、挤压等方法排除罐内空气，造成负压，使罐吸附于体表特定部位（患处、穴位），产生广泛刺激，形成局部充血或瘀血现象，而达到防病治病、强壮身体的一种治疗方法。

拔罐疗法历史悠久，早在原始社会时期，人们就利用牲畜的角（如牛角、羊角等）磨成有孔的筒状，刺激痈疽后，以角吸出脓血，这便是最早的拔罐疗法，所有拔罐疗法在古代又被称为"角法"。拔罐疗法的最早文字记载见于我国现存最古老的医方书《五十二病方》中，如在治疗痔疾里便有："……以小角角之，如熟二斗米顷而张角，系以小绳，剖以刀……"的记载。

随着医学实践的不断发展，拔罐疗法也得到了不断地发展和完善。罐具的材质也不断得到改进，从最原始的兽角，发展到后来的陶罐、竹罐，以及现在临床常用的玻璃罐、橡胶罐、抽气罐等。拔罐的操作方法也不断改进，出现了留罐、闪罐、走罐、针罐、药罐等多种多样的拔罐方法。同时，拔罐疗法的治疗范围也不断地扩大，目前已广泛应用于内、外、妇、儿、骨伤、皮肤、五官等科几百种病症的治疗。与此同时，随着改革开放和广泛的国际学术交流，各国医学代表团不断地相互往来，华侨在世界各地不断地增多，拔罐疗法也几乎传遍了全球，成为世界医学的组成部分，发展前景令人欢欣鼓舞。

拔罐疗法作为一种安全、有效、绿色、无毒副作用的自然疗法，日益得到临床医生和患者的重视。因此，为了进一步推广拔罐疗法，使其走进千家万户，编者根据多年的研究成果和临床经验，在参考大量有关资料的基础上，认真组织编写了本书。

本书的最大特点就是通俗易懂、图文并茂。对书中涉及的拔罐穴位和拔罐方法我们均配了相应的真人操作图，配合书中简单通俗的说明，读者可轻松掌握书中介绍的拔罐治疗方法。我们希望本书的出版，能对拔罐疗法的推广应用起到积极的促进作用。

编者

2016年10月

目录

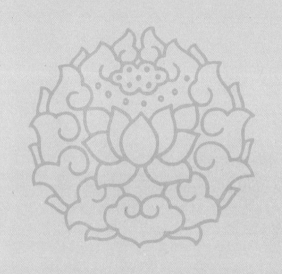

第一章

认识拔罐疗法

拔罐疗法是中医学的一个组成部分，是以罐为工具，利用燃烧、抽吸、挤压等方法排除罐内空气，造成负压，使罐吸附于体表特定部位（患处、穴位），产生广泛刺激，形成局部充血或瘀血现象，而达到防病治病、强壮身体的一种治疗方法。它是通过局部的温热和负压刺激作用而引起局部组织充血和皮内轻微的瘀血，促使该处的经络畅通，气血旺盛，具有活血、行气、止痛、除湿、消肿、散结、退热、祛风散寒、拔毒排脓等作用。

随着医学实践的不断发展，不仅罐的质料，拔罐的方法也有改进和发展，治疗范围也在逐渐扩大，并且常和针灸配合应用，广泛地应用于内、外、妇、儿、骨伤、皮肤、五官等各科病证的治疗。拔罐疗法还具有操作简便、易于掌握、器具经济、疗效迅速、使用安全、无副作用等优点，为广大临床医生及患者所喜用。因此它是一种值得进一步推广和加以研究提高的传统医疗方法。

拔罐疗法特点

拔罐疗法是民间疗法的精华，是中医治疗学的重要组成部分，它具有很多的特点和优点，故长期以来，在民间广泛流传和使用，深受群众欢迎。其特点概括起来主要有以下几方面。

一、适应范围广

拔罐疗法适应证广泛，凡是能够用针灸、按摩、中医、中药等方法治疗的各科疾病都可以使用拔罐疗法，尤其对各种疼痛性疾病、软组织损伤、急慢性炎症、风寒湿痹症，以及脏腑功能失调、经脉闭阻不通所引起的病证均有较好的疗效。由于拔罐疗法来源于民间，经过长期防病治病实践，再通过历代医家（特别是新中国成立后）的总结、充实和提高，形成罐具多种化、罐法多样化、施术部位广泛的特点，故适应范围不断扩大，能治疾病日益增多。根据古今医学文献记载和临床实践证明，大多数的内科、妇科、儿科、伤科、外科、皮肤科和五官科等各科多种疾病都可采用拔罐疗法治疗，且能收到良好疗效。

二、操作方便

拔罐疗法本身来自民间，许多百姓有病都会自己在家中进行拔罐治疗，拔罐疗法易于学习和运用。一般懂得中医针灸的医师，在很短的时间内即可掌握拔罐的操作技术，并能够临床应用。不懂中医针灸的人也可以在很短的时间内学会拔罐的一般操作技术，用于简单的家庭防病治病。另外，拔罐疗法治疗疾病，无须特殊器材和设备，所用器材和辅助用品举目皆是，诸如罐头瓶、杯子、纸、火柴等皆可取用，不必花费分厘。患者可在无任何痛苦、不用去医院的情况下康复，避免了服用药物给机体带来的损害和不良反应。所以拔罐疗法是一种易于推广和普及的治疗方法。当然要想彻底掌握拔罐疗法，精益求精，提高疗效，还需要较长时间的学习。

三、疗效好、见效快

拔罐疗法不仅适应证广泛，而且疗效好、见效快。有些疾病往往一次见效或痊愈。如拔罐疗法具有明显的缓解疼痛作用，无论内科的头痛、腹痛、胆绞痛、风湿痛乃至于癌性疼痛等，还是外科、伤科的软组织急慢性损伤，诸如落枕、急性腰扭伤等，皆可实时见效，有的甚至经一次治疗便可痊愈，功效可见迅捷。其中刺络（刺血）拔罐法方面的效能尤为突出。疼痛的原因无不由于"气滞血瘀、不通则痛"，而刺络拔罐法可吸出局部瘀血，从而使局部气血通畅，疼痛自然缓解。从现代医学观点来看，拔罐疗法可以刺激某一区域的神经，调节相应部位的血管和肌肉的功能活动，反射性的解除血管和平滑肌的痉挛，所以能够获得比较明显的止痛效果。

四、经济实用

本疗法的最大特点是不花钱或少花钱就能治好病。即使配用药疗，也多是常用的中草药，有的可以自己采集，取材甚便。所以大大减轻了患者的经济负担，而且节约了药材资源。即使采用新型罐具治疗，其费用也比其他医疗手段（如中西医内治或外治等）低得多。因此，对于医疗条件比较差的地区以及流动性比较大的单位（如野战部队、地质勘探队等），拔罐疗法又具有特殊的作用。

五、使用安全

拔罐疗法与中医其他外治疗法一样，是施术于人体的肌表（皮肤）部位，可随时观察，及时变换手法或部位，只要掌握好禁忌证和注意事项，一般不会出现任何毒副作用，患者可在无任何痛苦的情况下康复，避免了服用药物给机体带来的损害和不良反应。

常用的罐具及配用材料

一、传统罐具

（一）竹罐

常见竹罐有两种。一种是竹制火罐：用火力排气法时，选取坚实成熟的老竹子，按竹节截断，一端留节作底，一端去节作口，削去外面老皮，做成中间略粗、两端稍细，形如腰鼓的圆柱形竹筒。竹筒口底要平、四周要光，长8～10cm，罐口直径有3cm、4cm、5cm三种。为美观耐用，可涂彩色油漆于罐外。竹罐可因日久不用而过于干燥，甚至破裂，以致漏空气，因此在使用前先用温水浸泡几分钟，可使竹罐质地紧密不漏气。

一种是竹制煮罐：采用水或药液煮罐或熏罐法时，选取色淡黄、微绿而质地坚实的竹管（绿竹过于幼嫩、含水多、纤维疏松，煮罐后管壁过热容易发生烫伤，且管壁柔软不耐用；年久的枯竹，管壁较脆、易裂，也不耐用），制成长8～10cm、厚2mm，直径1.5～5cm大小的竹罐，每根竹竿的尖端至下端均可应用。

竹罐的优点是轻便、耐用、价廉、不易打碎，比重轻、吸得稳、能吸收药液，且容易取材、制作方便。

竹罐的主要缺点是易燥裂漏气，不透明，不易观察皮肤颜色的变化及出血情况（图1-1）。

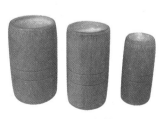

图1-1　竹罐

（二）陶瓷罐

陶瓷罐是陶罐和瓷罐的统称，汉唐以后较为流行，一般不严格区分。在北方农村较普遍使用。多是用陶土涂黑釉或黄釉后烧制而成。口、底平，里外光滑，中间略大，两端略小，如瓷鼓状，一般长4～9cm，直径3～8cm，厚薄适宜，罐口光滑。陶瓷罐适用于火力排气法。

陶瓷罐的优点有：价格低廉，吸拔力大，易保管，易于消毒，适用于多个部位，可用于多种手法。

陶瓷罐的主要缺点：罐具较重，容易打破，不便携带，无法观察罐内皮肤变化，故不用于血罐（图1-2）。

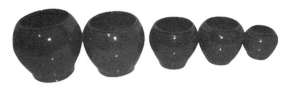

图1-2　陶瓷罐

（三）玻璃罐

玻璃罐是用耐热玻璃烧制而成，腔大口小，罐口边缘略突向外。按罐口直径及腔的大小，可分为大、中、小三种型号。在医疗单位较多用。凡是口小且光滑、腔大、有吸拔力的玻璃器皿（如罐头瓶、玻璃茶杯、药瓶等）均可代替火罐应用。玻璃罐适用于火力排气法。

玻璃罐的优点：造型美观，清晰透明，便于拔罐时在罐外观察皮肤的变化。由于可掌握出血量的多少，特别适用于刺络拔罐法、走罐法。

玻璃罐的缺点：容易破碎，导热快，易烫伤（图1-3）。

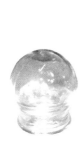
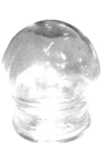
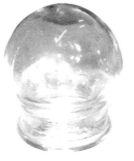

图 1-3 玻璃罐

（四）兽角罐

兽角罐是先秦以来传统的治疗工具，以动物角（牛角、羊角等兽角）制成。兽角罐制作时，首先截断兽角，挖去中间的角质，形成空筒，罐口打磨平齐圆滑即成。有底部磨平和顶端磨成孔两种。

此种罐具在牧区便于取材，制作方法简便，经济实惠，耐用，负压性较好，易于操作和掌握。牛羊角本身也属于药材，具清热凉血、息风止惊等作用，有益于相应病证的治疗。

其缺点是不耐高温消毒，也不适于做其他手法。角质不透明，不利于观察罐内体表皮肤的变化（图1-4）。

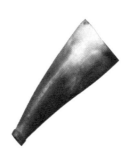

图 1-4 兽角罐

（五）金属罐

金属罐是指用铜或铁、铝等金属材料制成的罐具，状如竹罐或陶瓷罐，品种较多，规格不一。适用于火力排气法。虽有坚固耐用、不易破碎、消毒便利、吸力较强等优点。但由于价格高、传热过快，容易烫伤皮肤，不透明、无法观察拔罐部位皮肤变化等缺点，现已很少应用。

在传统罐具的基础上，结合现代医疗技术产生了很多新型罐具，主要有以下几类。

（一）抽气罐

1. 抽气排气罐

主要有以下4种。

（1）注射器或空气吸筒排气罐

药瓶罐：用保留瓶口带锌皮保护橡皮塞、去掉瓶底并磨光切口制成（如青霉素或生理盐水瓶）。用注射器将针头插入橡皮塞通过抽气产生负压。

罐顶有接口的罐具：如日本生产的罐顶有气嘴的减压治疗仪，傅文心研制的多接口罐具（罐顶有四个接口，内塞橡皮塞，可供注药或连接真空压力表），可在治疗同时观察负压的大小。

（2）橡皮球排气罐

用橡皮球排除罐内的空气形成罐内负压的罐具，又称穴位吸引器、真空治疗仪。根据罐具结构，大致可分为3类。

①组装式：在罐具（如玻璃、橡胶、有机玻璃、硬质塑料等材料制成的）顶端有一根与罐具相通的管道，然后用一根胶管（特制的）连接罐具的管道和尾部有气门的橡皮排气球。优点是罐具的负压可随时调整，操作简便，患者可自己拔罐（包括后背部位），也可穿衣服拔罐；缺点是负压维持时间较短。还有一种有开关的罐具，是在橡皮球尾部装有开关旋钮，优点是负压维持时间较长，其余同前。

②简装式：罐具、连接管、排气球为相连的整体，为橡胶制成，可分为用气门控制和用开关旋钮控制橡皮排气球两种形式，除不透明（不能观察拔罐部位皮肤变化外），

优缺点同组装式罐具。

③组合式：在罐具（玻璃、有机玻璃、橡胶、硬质塑料等罐具）顶端，留一根与罐内相通的管，管内设有开关旋钮，橡胶排气球可直接套在管上，通过旋转橡皮球控制开关。当罐具达到应有的吸拔力时，可随时取下橡皮球用于其他罐具的排气，一个橡皮排气球可连续为很多罐具进行排气，排气过后可随时取下橡皮球，罐具仍可吸附于皮肤。

组装式及组合式罐具种类很多，不一一列举，在需要测定罐内负压大小时，都可以连接测压仪器进行测定，也可以连接电动吸引器排气进行拔罐。

（3）电动吸引器排气罐

是指用电动吸引器排气的罐具，应用时将电动吸引器与罐具顶端留出的管相接，开动吸引器达到要求的负压时，关闭吸引器即可。

（4）旋转手轮活塞式负压拔罐

旋转手轮活塞式负压拔罐由圆柱形罐体、活塞、密封圈、旋转手轮等部分构成。罐体以ABS树脂制成，活塞上面带一螺杆，活塞底面装有恒磁盘，边缘配以密封圈与罐体内壁密封，手轮固定在罐体上，与螺杆齿合在一起。使用时将罐口扣于皮肤上，转动手轮，带动活塞在罐内移动，根据物理学玻-马定律，随着密封于罐内气体体积的增大，罐内压强减小，形成负压，罐体即吸拔于人体皮肤，并可通过旋转手轮而调节负压（即吸拔力）的大小。在负压吸拔治疗作用的同时，活塞上磁盘磁场可发挥磁疗的镇痛、消炎、改善血液循环等作用。

抽气罐的优点是负压大小可以调节，能达到相当大的负压，缺点是价格一般较高。

2. 挤压排气罐

是指用挤压罐体排气法排气的罐具，主要是橡胶罐，外形与玻璃罐具相似，优点是不怕摔、能避免烫伤、容易掌握、携带方便，患者可自己拔罐及穿着衣服拔罐。缺点是不能观察拔罐部位的皮肤变化，负压大小的调节也不够方便、准确。

（二）多功能罐

1. 电热罐

罐内安有电热组件称电热罐，有艾灸效应。

2. 红外线罐、紫外线罐、激光罐

配红外线、紫外线灯管、激光发生器的罐具分别命名为红外线罐、紫外线罐、激光罐，各具有相应治疗作用。

3. 刺血罐

将刺血器安置于罐顶中央，称为刺血罐，可在拔罐过程中起刺血作用。

4. 灸罐

罐内可架设艾条，待灸后再排气的罐具称为灸罐。

5. 离子透入罐、磁疗罐

安有离子透入器设备或磁铁的罐具分别称为离子透入罐、磁疗罐。

三、配用材料

（一）燃料

1. 酒精或白酒

火罐是以火热作为排气的手段，因此，在治疗时常

选用热能高而又挥发快的乙醇作为首选燃料，其浓度为75%～95%。在家中拔罐如无乙醇时，可选用高度数的白酒代替。乙醇作为燃料的特点是热能高、火力旺，燃烧后无油烟，可使罐内保持清洁，能迅速排出罐内空气，负压大，吸拔力强，当盖罐后火便速灭，不易烫伤皮肤。

2. 油料

在民间有些群众拔罐，常以食油作为燃料，但它挥发得慢，又易污染皮肤，现在很少使用；若用应采取闪火法，以减少皮肤污染。

3. 纸片

纸片也是常用的燃料，在应用中应选择质薄者，以免造成燃烧不全影响排气，或因纸厚造成火炭坠落而灼伤皮肤，因此不宜选用厚硬及带色的纸张。因纸片燃点低，热力不够，影响排气，还会出现结炭坠落而烫伤皮肤，故一般不宜选用。

（二）消毒剂与润滑剂

1. 消毒清洁用品

乙醇脱脂棉球，是常用的消毒清洁用品，术前用以清洁皮肤、消毒罐具，拔罐时用以燃火排气。在拔罐过程中，有时可因失误而烫伤皮肤，故在术前还需准备一些纱布敷料、医用胶布、甲紫、烫伤药膏之类，以作应急之用。

2. 润滑剂

润滑剂是在治疗前涂在施术部位和罐口的一种油剂，以加强皮肤与罐口的密接度，保持罐具吸力。一般常选用凡士林、液状石蜡、红花油、按摩乳及家庭用的植物油、水等作润滑剂。有时走罐为提高治疗效果常需润滑液。

（三）针具

在拔罐治疗时，因常要选用不同的拔罐法，故需准备一些必要的针具类器材，如使用针罐、刺血罐、抽气罐时，需要注射器针头、针灸毫针、三棱针、皮肤针等针具（图1-5~图1-9）。

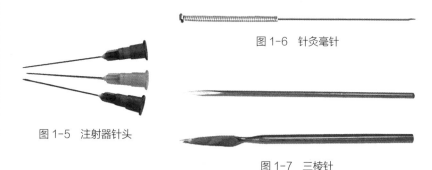

图 1-6　针灸毫针

图 1-5　注射器针头

图 1-7　三棱针

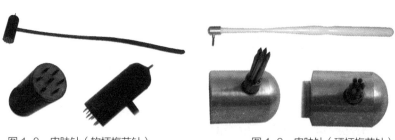

图 1-8　皮肤针（软柄梅花针）

图 1-9　皮肤针（硬柄梅花针）

拔罐疗法的注意事项

一、术前的准备

（1）做好器材准备。如用火罐疗法，就选择口径大小

不等的火罐足够用的个数，备好乙醇和棉球，备好火柴或
酒精灯、油灯、蜡烛，长镊子2把，肥皂，毛巾，面盆。如
用竹罐疗法，就选择口径大小不等的竹罐数十个，中药、
铝锅、电炉或火炉，毛巾，大镊子。如用药罐法，就用青
霉素瓶切去瓶底，或用大小不等的盐水瓶截掉下部2/3，将
余下的瓶底磨平，或在玻璃制品厂特制，瓶口橡皮塞保留
备用，准备好足够需用的药液。

（2）术者洗干净手，做好技术操作准备。

（3）保持环境舒适。拔罐时，须保持室内温度适度，
避开风门，防止受凉。

二、拔罐部位及体位的选择

根据患者病情等具体情况的不同，选择好拔罐治疗的
体位，施术穴位、部位，以及罐具等。

（1）选准应拔部位：根据"配穴法"取穴原则，选准
应拔部位。一般取穴以肌肉丰满、皮下组织丰富、毛发稀
少、局部皮肤紧张的部位如背部、腹部和四肢为多，根据
病情选定主穴与配穴，一般以2~3个为佳。

（2）选择好体位：一般原则是，患者体位既要舒适，
又要便于拔罐操作，并将穴位暴露，擦洗干净，如有毛
发，需剃去。如要行特别拔罐法（针罐法、血罐法等）应
局部消毒。

三、罐具的选择

根据患者体质和病情来选择罐具型号和口径大小、罐
具多少。每次需用罐具数目和口径大小，要根据病情轻
重、体质强弱、患部面积大小、年龄以及皮肤的弹性等情
况而定。一般是中、小口径的罐具多拔几次，作用较大。
体弱的老年人及7岁以下儿童，宜用较小口径的罐具。如

拔罐部位在背、腰、腹、胸部，可用大号罐子；如部位在肩、臀、大腿部，可用大号或中号罐子；如部位在小腿、上肢可用中号或小号罐子；如部位在手、足或阿是穴，则应用小号罐子。吸拔部位平坦、肌肉丰满、皮下脂肪较厚可用大罐；部位窄小、肌肉较薄、皮下脂肪少可用小罐；如部位是小的关节或穴位，则用小竹罐或抽气罐。

四、各种拔罐方式的特殊注意事项

（一）火罐法

1. 注意火的大小

火罐点燃的火，主要是要求能排尽罐内空气，以达到最大吸力，为此，待燃烧火苗（火焰）行将熄灭时扣罐为佳。一般切忌火旺扣罐（特殊用法除外），否则容易灼伤皮肤。

2. 防止烫伤

如在点火过程中发现罐口过热，应当换罐，或用消毒湿毛巾抹一抹以降低罐口温度，以防烫伤。

（二）煮罐法

1. 掌握煮罐时间

煮竹罐时间长短要适宜。煮罐时间过长，则易脱落；过短则吸拔力不足，不易吸住。一般以3～5分钟为宜。

2. 防止烫伤

煮罐后必须甩净罐内的热药液或热水，以免烫伤皮肤，并立即用干毛巾捂住罐口，保持罐内的温度，使其有一定的吸拔力。有知觉障碍者不宜用竹制煮罐。

（三）其他注意事项

（1）其他针刺或刺络拔罐时，若用火力排气法，消毒后必须等碘酒、乙醇完全挥发后才能拔罐，以防灼伤皮肤；留针拔罐和刺络拔罐，宜选用玻璃罐具，以便随时观察局部变化情况；针刺时要防止因肌肉收缩发生弯针、折针现象，并需防撞压，以免针刺过深，出现意外。

（2）应用走罐时，不能在骨突起处推拉，以免损伤皮肤，或使火罐漏气。

（3）抽气罐可能会造成过大的负压，出现水疱。若无真空压力表观测数值，要注意控制负压，避免过高。应用时一般掌握在50~60kPa。

（4）挤压罐有时维持时间过短，应随时检查，一旦脱落，及时重拔。

（5）特殊部位或穴位，拔罐不便时可行点压揉按手法。如风池、身柱、太阳、合谷、列缺等。

（6）在使用多罐时，吸拔的罐子不宜过密，以免相互牵拉，引起疼痛，同时相互排挤，不易拔牢。但也不能过稀。一般来说，密排法罐距不超过1寸（同身尺寸），适用于体壮而有疼痛者；疏排法罐距在2寸以上，适用于体弱者。

五、操作方法注意事项

（一）掌握拔罐吸力

吸拔力的大小与扣罐时机及速度、罐具的大小、罐内温度等因素有关，用火力或水煮、水蒸气排气拔罐时，若罐内温度高，扣罐速度快、罐具深而大，则吸拔力大，反之则小。一般可根据病情灵活掌握，如患者觉得吸拔不紧，是由于罐内温度低或扣罐动作慢造成吸拔力不足所致，此时应重新拔，或改用较大口径的罐具再拔一次。若吸拔力过大，亦可重新再拔，或按照起罐法稍微放进一些空气，以减轻吸拔力。如果是拔罐部位凹凸不平而造成漏气，须改换部位再拔，或改用面垫罐法。

（二）防止罐具脱落

拔罐时，患者不要随便移动体位，以免罐具脱落。罐具数目多时，距离不宜排得太近，否则因罐间互相挤压而致脱落。

（三）拔罐时间长短要适宜

如病情重、病灶深及疼痛性疾病，拔罐时间宜长；病情轻，病灶浅及麻痹性疾病，拔罐时间宜短。拔罐部位肌肉丰厚（如臀部、大腿部），拔罐时间可略长；拔罐部位肌肉薄（如头部、胸部、背部），拔罐时间宜短。气候寒冷时，拔罐时间可适当延长；天热时则相应缩短。体质强壮，青年人，拔罐时间可适当延长；体质虚弱，老年人或7岁以下儿童则相应缩短。

（四）适当掌握治疗间隔时间

治疗的间隔时间主要根据病情决定。慢性疾病或病情和缓的，不必天天治疗，以每隔1～2日或3～5日拔1次为宜；病情急者，一般每天1次，如急性胃肠炎、感冒等病，也可每日2次，甚至3次，不必分疗程；对连续几天拔罐的患者，应轮换拔罐部位；若慢性病，以5～10次为一疗程，若不愈，可休息2～3日再继续治疗；若患者感觉疲劳，应休息几日再拔罐。

（五）注意起罐手法

起罐时手法宜轻缓，以一手指抵住罐口边的肌肉，按压一下，使空气透入，罐子即自行脱落，不可硬拉强搬或旋转。

六、严密观察患者的反应

（一）注意患者的反应

在拔罐时，随时询问患者的感觉，如患者有发热、发紧、发酸、凉气外出、温暖、舒适、思眠入睡等，都属于正常得气现象。如出现疼痛较明显，或灼热感难受时，应立即起罐，或变换部位再行拔罐，或减小吸拔力，或改用口径较小的罐具多拔几次。拔罐后无感觉为吸拔力不足，应重拔。

（二）晕罐及其处理

患者有晕罐征兆时，如头晕、恶心、面色苍白、四肢厥冷、呼吸急促、脉细数等症状时，应及时取下罐具，并令患者取头低脚高体位平卧。轻者喝些开水，静卧片刻，即可恢复。重者（如血压下降过低、呼吸困难等）可用卧龙散或通关散少许吹入鼻中，取喷数次后，一般可恢复；也可针刺人中、少商、合谷等穴，或重灸关元、气海、百会等穴；必要时注射尼可刹米，或苯甲酸、咖啡因等中枢兴奋剂。

（三）注意特殊患者

初次治疗、过度紧张、年老体弱的患者，尤应注意发生意外反应，以便及时处理。对这类患者宜选用小号罐具，拔的罐数要少，并尽量采用卧位。过度疲劳、酒后、饥饿等情况下，应适当休息或采用轻手法拔罐。

七、拔罐术后处理

（一）水疱的处理

烫伤、吸拔过久、皮肤过敏，比较容易出现水疱。一且发生水疱，要防止擦破，可涂少许甲紫，也可不做处理，任其自然吸收。如果水疱较大，可用消毒毫针刺破放出疱内液体，或用消毒注射器抽出水疱内液体，然后敷依沙吖啶纱布，再用消毒干敷料覆盖、固定。但此处不宜再拔罐，待愈合后方可拔罐。但需要的水疱则应注意保护，由其自然吸收，因其渗出液的自然吸收过程对于增强免疫功能有很大的临床意义。

（二）罐具的保管

罐具用后要认真清洗，采用适当的方法消毒。罐具要妥为保管，竹罐不宜放在火烤和日晒的地方，也不宜浸泡水中；如果是陶瓷罐、玻璃罐等，切忌相互碰撞，以免造成毛口。

拔罐疗法的治疗原则

一、治疗范围

拔罐疗法对临床各科疾病一般情况下都可应用，适应证广泛。同时具有预防疾病、保健养生和促进康复等方面的作用，应用就更加广泛。下面简要介绍可用拔罐疗法治疗、辅助治疗或保健康复的临床各科、各系统疾病，可供开展拔罐疗法参考。

1. 骨伤科

颈椎病、落枕、肩周炎、胸背胁痛、肌肉疼痛症、四肢关节疼痛、腰痛等。

2. 内科

（1）呼吸系统：感冒、气管炎、哮喘、肺气肿、肺炎等。

（2）消化系统：胃肠炎、胃十二指肠溃疡、胃痉挛、胆囊炎、胆结石、结肠炎、慢性腹泻、消化不良、厌食、慢性肝炎、便秘等。

（3）神经系统：头痛、三叉神经痛、脑血管意外（脑血栓、脑梗死及脑出血后遗症）、神经衰弱等。

（4）循环系统：冠心病、高血压、低血压、风湿性心脏病、病毒性心肌炎、贫血等。

（5）泌尿系统：肾炎、泌尿系感染、前列腺炎、前列腺肥大等。

（6）内分泌系统：甲状腺功能亢进、糖尿病、单纯性肥胖等。

3. 外科

急腹症、阑尾炎、泌尿系结石、乳腺炎、下肢静脉曲张等。

4. 皮肤科

痤疮、荨麻疹、神经性皮炎、皮肤干燥症、皮肤瘙痒症、带状疱疹等。

5. 妇科

痛经、月经先后无定期、闭经、带下病、盆腔炎、功能性子宫出血、产后疾病、围绝经期综合征、经前紧张综合征等。

6. 儿科

百日咳、消化不良、腹泻、伤食、遗尿等。

7. 五官科

结膜炎、溢泪症、鼻炎、牙痛、口腔溃疡、慢性咽喉炎、耳鸣等。

8. 其他

常用于保健、消除疲劳、恢复体力、养颜美容。对增强性功能、减肥等有一定的作用。

二、临床禁忌证

凡有下列情况（或疾病）之一者，应当禁用或慎用拔罐疗法。

（1）全身剧烈抽搐，或癫痫正在发作的患者，不宜拔罐治疗。

（2）患者精神失常、精神病发作期不适宜施用拔罐疗法。

（3）久病体弱致全身极度消瘦、皮肤失去弹性者，不适宜施用拔罐疗法。

（4）患者平时容易出血、患有出血性疾病，如过敏性紫癜、血小板减少性紫癜、血友病、白血病、毛细血管试验阳性者，不适宜施用拔罐疗法，以免造成出血不止。

（5）患有广泛的皮肤病，或者皮肤有严重过敏者，不适宜拔罐治疗其他病。

（6）患者患有恶性肿瘤，不能施用拔罐疗法，以免造成肿瘤播散和转移。

（7）妇女怀孕期间的腰骶部和下腹部、乳头部不能施用拔罐疗法，以免流产。

（8）患者患有心脏病出现心力衰竭者、患有肾脏疾病出现肾功能衰竭者、患有肝脏疾病出现肝硬化腹水、全身浮肿者，不适应选用拔罐疗法。

拔罐
疗法治百病

（9）在需要拔罐治疗的局部有皮肤病者，不适宜施用拔罐疗法。

（10）禁用部位：体表大血管处、心搏处、皮肤细嫩处、瘢痕处和鼻、眼、乳头、口唇、骨突出处，以及皮肤松弛而有较大皱纹处，均不宜拔罐。拔罐部位以肌肉丰满、皮下脂肪丰富及毛发较少部位为宜。前一次拔罐部位的罐斑未消退之前，不宜再在原处拔罐。

拔罐疗法的禁忌证与不宜拔罐的部位不是绝对的，有人用此法治疗水肿、精神病、高热、活动性肺结核等，未见不良反应，且收效甚佳。也有用于乳头、心搏处、鼻部、耳部、前后阴等，也无不良反应。何况拔罐疗法与其他疗法配合应用，亦有与其他疗法相适应病证，自当参合而定。但在临床应用时，以上情况要尽量避免使用，必须选用时，也应慎重。

拔罐的反应与处理

一、正常拔罐反应

拔罐通过不同的手法产生负压吸引，使局部的皮肤、血管、神经、肌肉等组织隆起于罐口平面以上，患者感觉局部有牵拉、紧缩、发胀、温暖、透凉气、酸楚、舒适等反应；部分患者拔罐时疼痛逐渐减轻，当留罐一定时间或闪罐、走罐、摇罐等手法后，皮肤对刺激产生各种各样的反应，主要是颜色与形态的变化，我们把这种现象称之为"罐斑"。局部皮肤出现潮红、红点、紫斑等痧点，皮肤的这些变化属于拔罐疗法的治疗效应，若患者无明显不适，则2～5天自然消退，可自行恢复，毋需做任何处理。

如用针刺后拔罐、刺络（刺血）拔罐时，治疗部位如有缓慢出血，或用拔罐法治疗疖痈时，罐内拔出大量脓血或坏死组织等，此亦均为正常现象。部分患者皮肤反应明显或较重，出现深红、紫黑、青斑、触之微痛者多为瘀血热毒；若出现水肿、小水疱、罐内较多水汽者多为湿气水饮；有时拔罐后其水汽色呈血红或黑红，多表示久病湿夹血瘀的病理反应；皮色无明显变化、发凉者多为虚寒病证；如在拔罐后，皮肤表面出现微痒或出现皮纹，多表示患有风证。这些对诊断和判断预后有指导意义。

二、异常拔罐反应

拔罐后患者感到局部紧拉、疼痛、不舒难忍，或产生不同的远端和全身反应，如发冷发热、麻木、窜痛、肿胀等均属于异常反应。其原因要考虑以下因素。

（1）患者精神紧张，疼痛敏感。

（2）吸力过大。

（3）选择部位不合适（神经、血管、骨骼、创面等不理想部位）。

（4）罐具质量差，边缘不平滑。

（5）吸拔时间过长。

（6）罐法的选择和使用方法不适于患者的病情或体质。

（7）患者的病情或体质不宜拔罐。

应根据具体情况予以适当处理。如此处不宜再行拔罐，可另选其他部位。针后拔罐或刺络（刺血）拔罐，如罐内有大量出血时（超过治疗所要求的出血量）应立即起罐，用消毒棉球按住出血点，不久即能止血。个别患者因过度虚弱、疲劳、饥饿、恐惧心理等原因而在拔罐中出现头晕、恶心、呕吐、冒冷汗、胸闷心慌甚至晕厥等。这些反应，只要施术者操作中细心认真，密切观察，灵活选用，都可以避免。

三、异常反应的预防及处理方法

为了避免异常反应的发生，施术者应该注意以下几个方面。

（1）做好术前准备，消除患者紧张情绪和恐惧心理。

（2）个体有别，病证不同，吸力适当，时间相宜。

（3）选择合适穴位、部位，避开骨端凸隆处、神经血管敏感处、创面和不宜拔罐的部位。

（4）选择合适口径大小和质地较好的罐具，避免罐口不平或裂纹、底阀漏气等。

（5）询问患者感觉和注意观察罐内的皮肤变化，如有水疱、瘀斑、过度隆起或感觉疼痛等，应及时处理。

（6）罐法配合应用得当，特别是留罐、走罐、闪罐、刮罐等，既要辨证施治，又要患者接受。

（7）对于过度饥饿、疲劳、紧张、饮酒的患者，尽量不要施术或轻手法罐法。

（8）如在拔罐过程中，患者感觉头晕、恶心、目眩、心悸，继则面色苍白、冷汗出、四肢厥逆、血压下降、脉搏微弱，甚至突然意识丧失，出现晕厥时，即为发生晕罐，应立即进行处理。

常用的拔罐方法及操作

一、火罐的操作方法

火罐法属单纯拔罐法，为临床最常用的拔罐疗法，一般有广义和狭义之分，从广义讲是泛指各种拔罐方法，狭义则专指用火力排气的拔罐方法，这里系指后者而言。凡竹罐、陶瓷罐、玻璃罐等均可用于火力排气法。根据病情和应拔部位不同，可选用不同"罐法"的操作方法。罐具型号大小，可按病情和部位选用。

1. 闪罐法

是指将罐吸拔在应拔部位后随即取下，如此反复一拔一取的一种拔罐法。若连续吸拔20次左右，又称连续闪罐法（图1-10）。

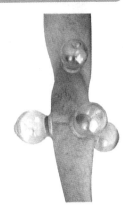

图1-10　闪罐法

【适用范围】

凡以风邪为主的疾患，如肌肤麻木、疼痛、病位游走不定者，如肌肉萎缩、局部皮肤麻木或功能减退的虚弱病证及中风后遗症等，多采用此法。此外，由于此法属于充血拔罐法，拔后在皮肤上不留瘀紫斑，故较适合面部拔罐。皮肤不太平整，容易掉罐的部位也多用此法。

【操作要领】

用镊子或止血钳夹住蘸有适量乙醇的棉球，点燃后迅速送入罐底，立即抽出，将罐拔于施术部位，然后将罐立即取下，按上述方法再次吸拔于施术部位，如此反复多次至皮肤潮红为止。操作者应随时掌握罐体温度，如感觉罐体过热，可更换另一罐继续操作。通过反复的拔、起，使皮肤反复的松、紧，反复的充血、不充血、再充血形成物理刺激，对神经和血管有一定的兴奋作用，可增加细胞的通透性，改善局部血液循环及营养供应。

【注意事项】

拔罐时要注意火屑勿落在患者身上，防止烫伤。在应用闪火法时，棉球不要留有过多乙醇，以防乙醇滴下烧伤皮肤；用帖棉法时，应防止燃着的棉花脱落；用架火法时扣穴要准，不要把燃着的火架撞翻。

2. 留罐法

又称坐罐法，是指罐拔在应拔部位后留置一段时间的拔罐方法，是历史最悠久，适用最广泛的一种拔罐法，在医院治疗及家庭保健中都经常被使用。

【适用范围】

适用于以寒邪为主的疾患。脏腑病、久病，病位局限、固定、较深者，多选用此方法。如经络受邪（外邪）、气滞血瘀、外感表证、皮痹、麻木、消化不良、神经衰弱、高血压等病证，用之均有疗效。

【操作要领】

凡病变部位较小或压痛点为一点，可用单罐；病变范围广泛，病情复杂者，用多罐。因根据罐具多少不同，又分为单罐留罐法和多罐留罐法两种。后者因罐具距离与罐数不同，又分为密排法（罐距小于3.5cm）、疏罐法（罐距大于7cm）。留罐时间一般为10～25分钟（不宜超过30分钟），小儿和年老体弱者以5～15分钟为宜。用多罐拔罐时，宜采用先上后下和从外向内的顺序；罐具的型号应当是上面小下面大，不可倒置。

病情实证多用泻法，单罐用口径大、吸拔力大的；多罐用密排罐法（吸拔力大），吸气时拔罐，呼气时起罐。虚证多用补法，单罐用口径小、吸拔力小的；多罐用疏罐法（吸拔力小），呼气时拔罐，吸气时起罐。留罐法可与走罐法结合使用，即先用走罐法，后用留罐法。

二、走罐的操作方法

走罐法又称推罐法、拉罐法、行罐法、移罐法、滑罐法等，是指在罐具吸拔住后，再反复推拉、移动罐具，扩

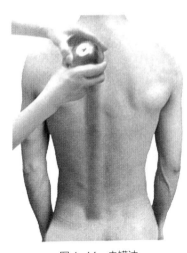

图 1-11 走罐法

大施术面积的一种拔罐方法。此法且兼有按摩作用，在临床中较为常用（图1-11）。

【适用范围】

凡某些经络、脏腑功能失调，沉寒痼冷，积聚，经脉、气血阻滞，筋脉失养等疾病，如外感、皮痹、高血压、胃肠功能紊乱、心悸、失眠、寒湿久痹、坐骨神经痛、痛风、肌肉萎缩等都可选用。

【操作要领】

拔罐前，先在罐口及应推拔部位涂一些润滑剂，如水、香皂水、酒类、油类、乳剂等。罐具吸住后，用手扶住罐底，用力在应拔部位上下或左右缓慢地来回推拉。推拉时，将罐具前进方向的半边略提起，以另半边着力。一般腰背部宜沿身体长轴方向上下推拉；胸胁部宜沿肋骨走向推拉；肩部、腹部宜用罐具在应拔部位旋转移动（故又称旋罐法）；四肢部宜沿长轴方向来回推拉。需加大刺激时，可以在推拉旋转的过程中对罐具进行提、按，也可稍推拉或旋转即用力将罐取下重拔，反复多次（取罐时常有响声，又称响罐法）。用水、香皂水、酒类等润滑剂时（用香皂水作润滑剂拔走罐时，又称滑罐法），应随时在罐具移动的前方涂擦润滑剂，以免因润滑不够引起皮肤损伤。走罐法操作的关键在于，当罐具吸住之后，要立即进行推拉或旋转移动，不能先试探是否吸住，否则推拉时就难以移动，用大力推拉会造成患者疼痛，甚至皮肤损伤。在推拉、旋转几次之后，才能停歇。此外，推拉、旋转的速度宜缓慢，每次推拉移动的距离不宜过长，推拉至皮肤呈潮红、深红或起丹痧点为止。

根据病情不同，宜采用不同的走罐手法。常用走罐操作手法有以下三种。

1. 轻吸快推术

选用小号玻璃火罐，以吸入罐内皮肤面高于罐外3~4mm，皮肤微微潮红为度。在施术皮肤涂以温水，以每秒钟约30cm的速度走罐，常用于外感表证、肺卫失宣、皮痹麻木等证，疗效甚佳。

此术吸附力轻，刺激量小，主要是影响皮部的功能，故以走罐后施术部位或周身汗出时疗效最佳。其对皮部产生的适宜刺激能够宣行卫气、祛除表邪，因此，应用于外感、皮痹麻木等证疗效明显，外感宜3小时施术1次，一般1~3次即愈。而皮痹麻木之证，如末梢神经炎等，则需每日施术1~2次，多在6~10次后收效。由于足太阳主一身之表阳，结合本术的作用特点，在施术部位上多以足太阳皮部为主，皮痹麻木之症可配合局部施术。

2. 重吸快推术

火罐吸拔后，以吸入罐内皮肤面高于罐外8mm以上，皮肤紫红为度。施术皮肤涂以蓖麻油。走罐速度每秒钟30cm左右。一般腹、背部用大、中号火罐，四肢用小号火罐。适宜于治疗某些经脉、脏腑功能失调的疾患，如高血压、胃肠功能紊乱、心悸失眠等多种疾病。

此术吸附力强、刺激量大，其作用主要是通过皮部、腧穴影响经脉气血，进而调整脏腑功能。常选用背俞穴或腹部经脉皮部为主，背俞穴是脏腑经气输注于背部的部位，所以，脏腑经脉病变时，背俞穴是走罐的必选部位。然后依病变脏腑、经脉选用相应的经脉皮部走罐。如高血压属阴虚阳亢之证者，于腹部两侧足太阴经之间走罐5遍，患者自觉腹部灼热，并有热流沿大腿内侧向足部传导；脘腹胀满之疾则于腹部足太阴、足阳明经脉所在之部走罐，顿觉腹中揽动，脘腹胀满之症得除。施术时间以每天1次为好，每次走罐3～5遍，一般在一个疗程之内可收到明显的疗效。

3. 重吸缓推术

重吸后，蓖麻油涂于施术皮肤，以每秒钟2～3cm的速度走罐，使皮肤呈紫红色。背、腹部选用大、中号火罐，四肢用小号火罐。此术适宜于治疗沉寒痼冷、积聚、经脉气血阻滞、筋肉失于荣养等疾患，如寒湿久痢、坐骨神经痛、痛风及肌肉萎缩等证。

此术刺激量最大，能够吸拔沉滞于脏腑、经脉之阴寒痼冷从腧穴而出，并对局部筋肉有按摩作用，促进气血对筋肉的荣养。走罐部位以督脉、背俞穴和足太阳皮部为主，以激发阳气的温煦作用，驱除痼冷。本术刺激量大，施之太过，易伤皮肉，以每日施术1次为好。

【注意事项】

（1）罐具口必须十分光滑，防止擦伤皮肤。

（2）不能在骨突处推拉，以免损伤皮肤，或火罐漏气脱落。

（3）用水及酒类等易挥发的润滑剂时，应随时在前进方向不断涂擦，以免因润滑不够引起皮肤损伤。

（4）在施术过程中，推拉旋转的速度宜缓慢，快则易致疼痛，且每次推拉的距离不宜过长。

（5）皮肤出现紫色并有痛感时，必须停止治疗。

（6）起罐后擦净润滑剂，如与贮水罐、贮药罐配合应用，应防止药（水）液漏出。

三、药罐的操作方法

药罐法是指拔罐与药疗配合，拔罐时或拔罐前后配合药物应用的一种拔罐方法。随用药途径不同而分为药煮罐、药蒸汽罐、药酒火罐、贮药罐、涂敷药罐、药面垫罐及药走罐等。本法可根据需要，选用不同的排气方法及罐具，也可与针罐法、走罐法、按摩罐法等综合应用。此法适用范围广、疗效高，具有拔罐与药治的双重治疗效果。

【适用范围】

罐具经药液煎煮后，利用高温排除罐内空气，造成负压，使竹罐吸附于施术部位，这样即可起到拔罐时的温热刺激和机械刺激作用，又可发挥中药的药理作用，提高拔罐的治疗效果。

【操作要领】

1. 药煮罐法

将选好的对症方药装入布袋内，放入锅中，加水煮沸一段时间（煮沸时间依病情需要而定，如治疗外感的药物可煮沸几分钟，甚至用开水冲一下即可，舒筋活血药煮沸约30分钟），再将竹罐放入药液中煮2～3分钟（不宜超过5分钟），然后用筷子或镊子将竹罐夹出、罐口朝下，甩去药液，迅速用折叠的消毒湿毛巾捂一下罐口，以便吸去药液和降低罐口温度，然后趁罐内充满蒸汽时，迅速将罐扣在应拔部位。扣罐后，手持竹罐按压约半分钟，使之吸牢。如系外感病证可选用下列药方。

（1）煮药罐方之一（《针灸学》江苏省中医学校编）：羌活、独活、紫苏、艾叶、菖蒲、白芷、防风、当归、甘草各1.5g，连须大葱头60g。用清水5000ml，煮数沸后备用。

（2）煮药罐方之二：薄荷、荆芥、桑叶、菊花、连翘、银花、牛蒡子、陈皮、杏仁、丹参、甘草各9g，用清水5000ml，煮数沸后备用。

2. 药蒸汽罐法

将选好的药物水煮至沸，然后按水蒸气排气法拔罐。随症选用药方，亦可用上述煮药罐方。

3. 药酒火罐法

以药酒滴入罐内，以火力排气法拔罐。可随证选用下列药酒方。

（1）樟脑桂附配方（《外治汇要》）：桂枝、附子、吴茱萸、生姜各5g，樟脑、薄荷脑各2g。将上药装入瓶中，加入75%乙醇适量（约500ml）浸泡2周备用。

（2）芎白血胡配方（《外治汇要》）：川芎、白芷、血竭、小茴香、木鳖子、玄胡、当归、乳香、没药、川乌、草乌、独活、羌活、防风、泽兰、红花各等份，冰片少许。用75%乙醇适量，浸泡2周备用。

4. 贮药罐法

适用各种罐具。用火力排气法，或抽气排气法、挤压排气法，以药液贮于罐内。用药可用煮药罐方或药酒方，或随证选方用药。

5. 涂敷药罐法

是指拔罐前后，或拔罐时在应拔部位涂敷药乳、药酒、药糊、药膏等的拔罐方法，用"留罐法"。排气方法可用火力排气法或药煮、药蒸汽排气法，亦可用抽气排气法。常用涂敷药方如下。

（1）参龙白芥膏（《中国针灸》1989年）：白芥子、细辛、甘遂、吴茱萸、苍术、青木香、川芎、雄黄、丁香、肉桂、皂角各等份，红参1/10量，共研细末，每10g用海龙一条、麝香、冰片少许。用时以鲜生姜汁适量调成膏糊状，备用。每用少许涂敷应拔部位。

（2）三黄解毒液：黄芩、黄连、生大黄、栀子、蒲公英、蚤休、生甘草各9g，水煎成30%药溶液，再加入樟脑3g和冰片1.5g，溶化后备用。每取此药液涂擦应拔部位或患处，凡热毒诸症均可用之。

（3）正红花油。

6. 药面垫罐

是将药面垫置于应拔部位再拔罐的一种治疗方法。即将选好的药物共研细末，每取适量药末用水调匀涂敷；或在面粉中加药末按比例约为1：20制成含药的药面垫，置于应拔部位，用留罐法拔罐。

7. 药走罐法

药走罐与走罐法的不同之处是以药液、药乳、药酒、药油等作为走罐润滑剂的拔罐方法。本法可根据需要选用不同的排气方法。也可与针罐法、按摩拔罐法等综合运用。

【注意事项】

（1）根据病情，选择拔罐部位，调整好患者体位。

（2）拔罐部位每次都要更换，以免损伤皮肤。

（3）注意留罐时间，不能超过20分钟。视病情决定应用吸拔力的大小。

（4）根据病情，选取吸拔药罐的数目。

（5）应用的药物也根据病情决定。

（6）不要在血管浅显处、心搏处、鼻、眼、乳头、皮肤细嫩、毛发多或凹凸不平处拔药罐。

（7）治疗时要严密观察患者局部和全身反应。注意对所应用药物有否过敏。

（8）患者发狂、烦躁不安，或者全身出现剧烈抽搐者，久病体弱致全身极度消瘦、皮肤失去弹性者，患出血性疾病，有广泛皮肤病者、皮肤易过敏者，患者有心力衰竭或者全身浮肿者，不宜使用拔药罐疗法。

四、针罐的操作方法

针罐法是指拔罐与针刺配合应用的一种综合疗法。此法有广义和狭义针罐法两种。广义的针罐法，包括拔罐配合毫针、电针、指针、梅花针、三棱针、挑治、割治、激光针等针法；狭义则仅指毫针与拔罐配合应用的一种方法（图1-12）。

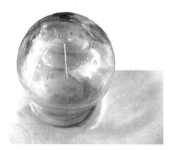

图1-12 针罐法

拔罐前应根据治疗需要选择适当的针具。如粗毫针、七星针、梅花针、滚刺筒、缝衣针、三棱针、注射针头、小眉刀等。亦可因地制宜用竹签、瓷片、碎玻璃片等。罐具以透明者为佳，借以观察罐中情况。针罐则依需要，选取不同型号的毫针及罐具（以透明罐具为佳）。

1. 毫针罐法

是用毫针针刺与拔罐相结合的一种方法。临床实践证明，针刺具有增强拔罐的疏通经脉气血、祛除邪气、调理阴阳的效应，两者具有协同治疗的作用，普遍适应于各种类型的病证。其中，对重症及病情复杂的患者尤为适用。此外，配合指针，多用于小儿疾病；配合火针，多用于痈疽疔肿、甲状腺肿大、淋巴结核等病证；配合电针，可用于一些顽固性疾病。毫针罐可分以下2种。

（1）出针罐：此法适用于病程短，病情重，病症表现亢奋，属于中医实证类型者（如跌打瘀肿、感冒、感染性热病、风湿痹痛等）。首先在有关穴位上针刺"得气"后，再持续快速行针（强刺激）10～20秒钟，然后出针，不需按压针刺点，立即拔罐于其上，可吸拔出少许血液或组织液。

（2）留针罐：在相应的穴位上针刺"得气"后，不需持续捻针即可拔罐，用罐把针罩住，起罐后才出针。本法选用的针规格要适度，进针到合适的深度后，留在皮面上的针杆长度要小于罐腔的高度，否则易将针柄压弯及发生疼痛。一般对胸部、背部、肾区，以及有较大血管、神经分布的四肢穴位，尤其瘦弱者，直刺不宜针得太深，要比正常人刺入的深度浅，否则拔罐后由于吸力的作用，针尖可能会逆势深入，而超出正常深度，容易造成损伤事故。

2. 刺络罐法

是用三棱针或注射针头刺穴位、病灶部表皮显露的小血管，使之出血或出脓，然后立刻拔罐，也有先拔罐而后刺血者，本法常用于病程短，症状较重，表现亢奋，具有红、热、痛、痒、游走不定等实证者，如感染性热病、内脏急性疾患（支气管炎、急性胃炎、胆囊炎、肠炎等）、肝阳上亢高血压、神经性皮炎、皮肤瘙痒、丹毒、疮痈、急性软组织损伤等。常用刺络罐方式有以下6种。

（1）先针后罐：首先用三棱针在一定的穴位、部位进行针刺，然后用罐吸拔出血。一般吸拔10～15分钟。

（2）先罐后针：常用于胸腹部，即先用火罐在一定穴位、部位进行吸拔（一般吸拔10～20分钟），至皮肤发红为度，然后用三棱针轻微点刺，并用两手指拿提针刺部位10余次至微血即止。此方式多以泻气为主。

（3）针罐行针：首先在一定部位用三棱针点刺出血，接着用火罐吸拔针刺部位，使之再次出血，然后再用三棱针在针刺部位做循经轻轻点刺。此法多用于重病患者或急救使用。

（4）行罐针罐：此法常用于四肢肌肉丰满处或腰部，在选定穴位、部位进行循经上下行罐（走罐），一般行罐3次，以肤红为度，并在选定穴位、部位进行点刺，然后再用火罐吸拔2～3分钟，使之出血。此法多用于泻热为主证者。

（5）浅刺留罐：先用两手拿提针刺部位、穴位，然后以三棱针轻微点刺，以患者感到疼痛为度。再用火罐吸拔，留罐15～20分钟。此法多用于对针刺恐惧的患者。

（6）深针走罐：首先用三棱针采取重手法针刺，出血片刻后，用酒精棉球压住针刺部，然后以放血部位为中心向四周走罐。以行气活血为主。此法常用于治疗外伤瘀血、红肿不退等（新伤要隔日治疗）。

一般常用三棱针在应拔部位刺破放血，也可用小眉刀、注射针头、缝衣针、竹签、瓷片、碎玻璃等刺划之，常用的刺法有以下几种。

（1）缓刺：适用于肘窝、腋窝等部位放血。

（2）速刺：适用于四肢末端十二井穴和十宣穴等穴位放血。

（3）挑刺：用三棱针刺破细小静脉，挤出少量血液（1~3滴），适用于背部和耳后等处。

（4）围刺：围绕病痛区、肿处四周点刺放血。

（5）丛刺：用三棱针在某一较小部位，多次点刺，使之微出血。

（6）散刺（又称豹文针）：用于面积较宽的部位，进行循环点刺，刺至皮肤发红充血为度。

通过上述某一种刺法后，立即进行拔罐。一般采用火罐或药罐，酌情留罐或闪罐法（以玻璃罐为宜）。

3. 挑刺罐法

此法是用三棱针、注射针头挑断穴位上或病理反应点（如结节、变色点、怒张小血管等）上的皮内、皮下纤维，然后立刻拔罐。本法适应范围较广，对体质虚实的各种类型急慢性病证，如慢性支气管炎、哮喘、冠心病、高血压、胃肠慢性炎症、风寒湿所致腰腿痛、皮肤病、痔疮等均可采用。

4. 皮肤针罐法

此法是用皮肤针（梅花针）在需治疗的部位、穴位进行叩击，局部皮肤出现潮红或渗血即止，立刻用火罐吸拔。此法取穴面积较大（如肩背腰腹部）或取穴较集中，适用范围较广，具有拔罐和梅花针叩刺的双重治疗作用，适用于各种急慢性疾病。

5. 火针罐法

此法是用烧红的火针（钨钢制的粗针）先速刺穴位或

病灶，然后立刻拔罐的方法。施术时要避开大血管、神经。为了使刺入准确，术前可在局部涂以碘酒或红药水作标记，然后将在酒精灯上烧红的针尖快速刺入至预定的深度后立即拔出，再用火罐吸拔5～10分钟。本法有温经散寒、软坚散结的作用，适用于寒湿性关节痛、良性结节肿块、冷性脓肿等病证。

【注意事项】

（1）术前对针具及施术部位要严格消毒，以免发生感染。

（2）留针拔罐时，进针后留在皮面上的针柄长度，要小于罐腔的高度，以免扣罐后压弯针柄而出现疼痛等不适。还应防止因肌肉收缩发生弯针、折针现象。避免将针撞到深处造成损伤。所以对胸部、背部、胁腹部、肾区等，以及有大血管、神经分布的穴位，尤其是瘦弱者，直刺不宜过深。

（3）在利用三棱针等进行刺血时，要防止截断皮下的重要组织，如主要的血管、神经等。故凡皮下浅在部有重要组织的部位处（如颈侧、腹股沟或上臂内侧等处），应特别谨慎。

（4）拔罐后皮肤被吸入罐内，因此散刺或叩刺面积须较选定的火罐口径略大，这样拔罐后，该面积可以恰巧在火罐口径以内。

（5）当在相接连的两个以上部位进行刺络拔罐时，散刺或叩刺部间距要适当增宽，因为拔罐后，皮肤被吸入罐内，间距缩短，以致再往下拔时，火罐不能准确地拔到散刺或叩刺的中心，或因皮肤被向两端过度牵拉产生撕裂样疼痛。

（6）拔罐放血时，达到治疗所需的出血量即应起罐（一般不管针刺面积大小或拔罐数量多少，每次出血总量以不超过10ml为宜，丹毒时可适当增加出血量）。为便于观察，宜选用透明罐具。出血量过多时，应立即起罐，并按压止血。

（7）拔瘀血或脓肿时，若出血缓慢，皮肤有皱缩凹陷，说明瘀血或脓液基本拔出，当及时起罐。

（8）治疗前须向病员说明治疗情况，以免产生恐惧心理。

五、拔罐后的操作

（一）留罐

吸拔时间的长短，也是拔罐疗法临床应用应该注意的重要原则。原则上由以下因素决定。

（1）根据病情的需要和患者的耐受程度而定。一般来说是这样的：疼痛的疾病，需要吸拔的时间，要长一些为宜；麻痹的病证，需要吸拔的时间，要短一些为宜。如果遇到患者疼痛感特别难以耐受时，可以提早起罐；如果患者感觉舒适，罐的吸力也不很大，而局部的肌肉又比较丰满，时间就可以长一些。体格消瘦虚弱者，罐子吸拔的力量要小，时间要短，拔罐的数量要少；体质健壮肌肉丰满者，罐子吸拔的力要大，拔罐的数量要多，吸拔的时间要长。患者比较敏感，耐受能力比较差，吸拔的时间要短；患者反应正常，耐受能力比较强，吸拔的时间可以长一些。首次接受拔罐疗法的患者，吸拔的时间要短一些，经常接受拔罐疗法的老患者，吸拔的时间可长一些。

（2）根据拔罐的形式和罐具决定。闪罐、走罐、刮罐的治疗时间以局部或罐下皮肤出现潮红或花红豆点的丹痧、痧块、痧斑、瘀斑等为度。而其他罐法则因方法不同要求局部潮红、紫斑、肿胀，甚至局部灼热疼痛、抽拉感、针罐的针感、出血等都是决定留罐的时间因素，一般10～20分钟。如果采用兴奋手法，所用小罐的数要少，使用大罐数目较多，吸拔的时间要短，10～15分钟；如果要采取抑制手法，用小罐的数要多些，大罐的数目较少，吸拔的时间要长，15～30分钟。

（二）起罐

起罐，是指拔罐疗法过程中最后一种操作方法。根据使用罐具、排气方法不同，一般分为手工起罐法和自动起罐法两种。

1. 起罐操作方法

（1）手工起罐法：此法为临床所常用。常规手法是用一手轻按罐具向左倾斜，另一手以食指、中指按住倾斜罐口处的皮肤（肌肉），使罐口与皮肤之间形成空隙，让空气进入罐内，吸力就会消失，则罐具自落。切不可硬拉或旋转罐具，以免损伤皮肤。

（2）自动起罐法：凡有自动起罐装置的罐具，起罐时，先卸掉气嘴上的螺丝帽，再抽气门芯使空气从气嘴进入罐内则罐自落。

但必须注意罐法，如用贮水罐或贮药罐时，特别是应拔部位为水平面（如患者为俯卧位，在其背部拔罐时），应先将患者拔罐部位调整为侧位后，再起罐，也可在罐的一侧涂少量温水。如腰部拔罐时，在腰的左侧或右侧涂水，然后将罐移向涂水的一侧，使其罐口从朝下的方向转为朝上再起罐。又用注射器抽气罐，空气吸筒抽气罐起罐时，也可向罐内注入空气，则罐具自落；或用挤压罐起罐时，用力挤压罐具，则负压消失，罐具自落。

2. 起罐的顺序

在起多个罐具时，要按拔罐先后顺序而定。原则是先拔先起，后拔后起。还要注意上下顺序，如在背部拔多个罐时，应按先上后下起罐，这样起罐可防止发生头昏脑胀、恶心呕吐等不良反应。

3. 起罐后的局部处理

起罐后，用消毒纱布（或干棉球）轻轻拭去罐斑处的小水珠、润滑剂、血迹等。若配合割治、挑治时，起罐后宜用消毒敷料覆盖伤口，以防感染。如拔治疮痈时，常会拔出脓血，应预先在罐口周围填以脱脂棉或纱布，以免起罐时脓血污染衣服、被褥等，起罐后，擦净脓血，并对伤口进行适当处理。若有水疱，可用无菌针刺破，抹干后涂甲紫即可。若局部绷紧不适，可轻轻揉按，使其放松。若皮肤干裂，涂植物油或刮痧油即可。针刺或刺络拔罐后，针口应用医用酒精消毒。皮肤下出现紫红斑点属正常反应，无须特别处理。

起罐后，若拔罐部位有痒感，嘱患者切不可搔抓，以免感染。罐斑处的紫绀色可于几天内消失，不必顾虑。还应嘱患者适当休息，以解除疲乏感觉。忌当风口，以防外邪侵袭。

（三）拔罐疗程

若急性病（感冒、发热等）每天1次；若病重、疼痛每天2～3次（拔罐部位要改变）。慢性病每天1次；特殊手法致瘀斑、痧块等应待瘀血瘀痕退后再拔，一般2～5天1次，亦可交替选穴每天1次；一般治疗7～10天为一疗程，间隔3～5天，再行第二疗程。急性病治疗2～3次，慢性病治疗2～3个疗程无明显效果，应改用其他疗法。如果手法得当、选穴准确则均会收到满意效果。

第二章

拔罐疗法常用腧穴

拔罐

头面颈部腧穴

1. 印堂

取穴：两眉头连线的中点（图2-1）。

主治：头痛、鼻衄、鼻渊、失眠、小儿惊风。

2. 上印堂

取穴：印堂上1寸（图2-1）。

主治：头痛、鼻炎、鼻渊、鼻衄、小儿惊风。

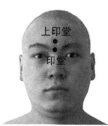

图2-1 印堂、上印堂

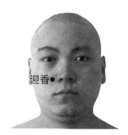

3. 迎香

取穴：鼻翼外缘中点，旁开0.5寸，鼻唇沟中（图2-2）。

主治：鼻塞、鼻炎、口眼㖞斜。

图2-2 迎香

4. 承泣

取穴：目正视，瞳孔直下0.7寸，当眶下缘与眼球之间（图2-3）。

主治：眼病、目赤肿痛、迎风流泪、眼睑瞤动、口眼㖞斜、头痛、眩晕。

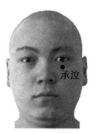

图2-3 承泣

5. 四白

取穴：目正视，瞳孔直下1寸，当眶下孔凹陷中（图2-4）。

主治：口眼㖞斜、目赤痛痒、头痛、眩晕、面肌痉挛。

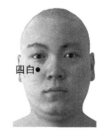

图2-4　四白

6. 地仓

取穴：平口角旁0.4寸（图2-5）。

主治：流涎、口眼㖞斜、牙痛、颊肿。

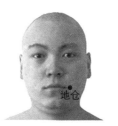

图2-5　地仓

7. 颊车

取穴：下颌角前上方一横指凹陷中，咀嚼时咬肌隆起处（图2-6）。

主治：口眼㖞斜、牙痛、颊肿、牙关脱臼、颈强。

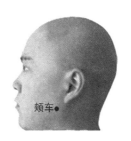

图2-6　颊车

8. 下关

取穴：颧弓下颌切迹之间的凹陷中，合口有孔，张口即闭（图2-7）。

主治：面瘫、牙痛、耳聋、耳鸣、眩晕。

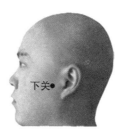

图2-7　下关

9. 头维

取穴：额角发际之上0.5寸（图2-8）。

主治：头痛、目眩、目痛、视物不明、喘逆烦满。

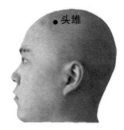

图2-8　头维

10. 太阳

取穴：眉梢与目外眦之间的后约1寸处凹陷中（图2-9）。

主治：头痛、感冒、目眩、目赤肿痛、口眼㖞斜、牙痛。

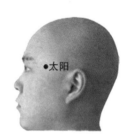

图2-9　太阳

11. 人迎

取穴：喉结旁开1.5寸，胸锁乳突肌前缘（图2-10）。

主治：咽喉肿痛、喘息、项肿、气闷、头痛、瘰疬、瘿气。

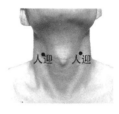

图2-10　人迎

12. 颧髎

取穴：目外眦直下，颧骨下缘凹陷（图2-11）。

主治：口眼㖞斜、牙痛。

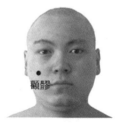

图2-11　颧髎

13. 睛明

取穴：目内眦旁0.1寸（图2-12）。

主治：眼病。

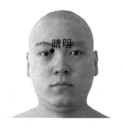

图2-12　睛明

14. 攒竹

取穴：眉头凹陷中（图2-13）。

主治：头痛、失眠、眉棱骨痛、目赤、口眼㖞斜。

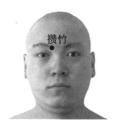

图2-13　攒竹

15. 通天

取穴：头部中线入前发际4寸，旁开1.5寸（图2-14）。

主治：头痛、眩晕、鼻塞、鼻衄、鼻渊。

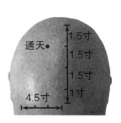

图2-14　通天

16. 天柱

取穴：后发际正中直上0.5寸，旁开1.3寸，当斜方肌外缘凹陷中（图2-15）。

主治：头痛、项强、鼻塞、肩背痛。

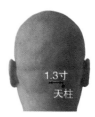

图2-15　天柱

17. 翳风

取穴：乳突前下方，平耳垂后下缘的凹陷中（图2-16）。

主治：耳鸣、耳聋、口眼喎斜、牙关紧闭、牙痛。

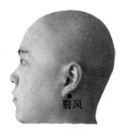

图2-16 翳风

18. 角孙

取穴：当耳尖处的发际（图2-17）。

主治：颊肿、目翳、牙痛、项强。

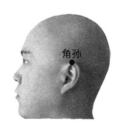

图2-17 角孙

19. 耳门

取穴：耳屏上切迹前，下颌骨髁状突后缘凹陷中（图2-18）。

主治：耳鸣、耳聋、牙痛、上龋齿痛。

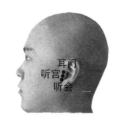

图2-18 耳门

20. 瞳子髎

取穴：目外眦旁0.5寸，眶骨外缘凹陷中（图2-19）。

主治：头痛、目赤肿痛、目翳。

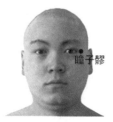

图2-19 瞳子髎

21. 阳白

取穴：目正视，瞳孔直上眉上1寸（图2-20）。

主治：头痛、目眩、目痛、视物模糊、眼睑眴动。

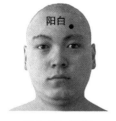

图 2-20　阳白

22. 风池

取穴：项后枕骨下两侧，胸锁乳突肌与斜方肌之间凹陷中（图2-21）。

主治：正偏头痛、感冒、项强、鼻衄、鼻塞。

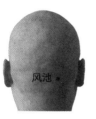

图 2-21　风池

23. 哑门

取穴：后发际正中直上0.5寸（图2-22）。

主治：暴喑、舌强不语、癫狂、痫证、头痛、项强。

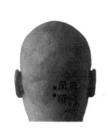

图 2-22　哑门、风府

24. 风府

取穴：后发际正中直上1寸（图2-22）。

主治：头痛、项强、眩晕、失音、癫狂、痫证、中风。

25. 安眠

取穴：风池穴和翳风穴连线的中点（图2-23）。

主治：失眠、眩晕、头痛、心悸、癫狂烦躁。

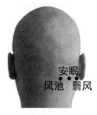

图2-23 安眠

26. 百会

取穴：后发际正中直上7寸头顶正中（图2-24）。

主治：头痛、眩晕、昏厥、中风失语、痫证、脱肛。

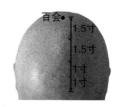

图2-24 百会

27. 神庭

取穴：前发际正中直上0.5寸（图2-25）。

主治：头痛、眩晕、失眠、鼻渊、癫痫。

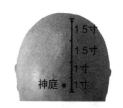

图2-25 神庭

28. 水沟

取穴：人中沟正中线上1/3与下2/3交界处（图2-26）。

主治：惊风、口眼㖞斜、癫痫、腰肌强痛。

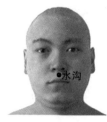

图2-26 水沟

29. 承浆

取穴：颏唇沟的中点（图2-27）。

主治：口眼㖞斜、牙痛、齿龈肿痛、暴喑。

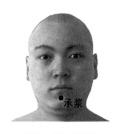

图2-27 承浆

胸腹部腧穴

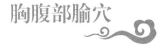

1. 膻中

取穴：在胸骨上，当两乳头中间取穴（图2-28）。

主治：咳喘、胸闷、胸痛、心痛心悸、乳少、噎膈。

2. 巨阙

取穴：前正中线，胸骨剑突下，脐上6寸（图2-29）。

主治：心脏病、精神病、胃痛、呕吐、胆道蛔虫症、胰腺炎等。

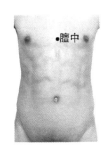

图2-28 膻中

3. 中脘

取穴：前正中线，脐上4寸（图2-29）。

主治：胃炎、胃溃疡、胃下垂、胃痛、呕吐、腹胀、腹泻、便秘、消化不良、神经衰弱等。

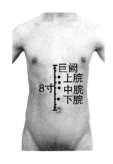

图2-29 巨阙、上脘、中脘、下脘

4. 上脘

取穴：前正中线，脐上5寸（图2-29）。

主治：急（慢）性胃炎、胃扩张、胃痉挛、贲门痉挛、胃溃疡、十二指肠溃疡。

5. 下脘

取穴：前正中线，脐上2寸（图2-29）。

主治：胃扩张、胃痉挛、慢性胃炎、消化不良、肠炎、肠梗阻、肠痉挛、便秘、腹胀等。

6. 气海

取穴：前正中线，脐下1.5寸（图2-30）。

主治：神经衰弱、腹胀、腹痛、痛经、月经不调、肠麻痹、阳痿、遗精、遗尿、膀胱炎、肾炎、肾绞痛等。

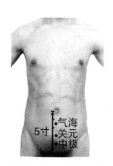

图2-30　气海、关元、中极

7. 关元

取穴：前正中线，脐下3寸（图2-30）。

主治：腹痛、腹泻、痢疾、肾炎、尿路感染、痛经、盆腔炎、子宫下垂、功能性子宫出血、阳痿、遗尿等。

8. 中极

取穴：前正中线，脐下4寸（图2-30）。

主治：遗精、遗尿、尿闭、阳痿、早泄、月经不调、白带过多、不孕、肾炎、盆腔炎等。

9. 利尿穴

取穴：脐下2.5寸（图2-31）。

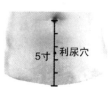

图2-31　利尿穴

主治：癃闭、淋证、血尿、遗尿、腹痛泄泻、痢疾。

10．梁门

取穴：前正中线旁开2寸，脐上4寸（图2-32）。

主治：厌食、呕吐、腹胀、腹痛、脘痛、疝痛、完谷不化、泄泻等。

11．天枢

取穴：平脐旁开2寸（图2-32）。

主治：急（慢）性胃炎、急（慢）性肠炎、菌痢、肠麻痹、便秘、腹膜炎、痛经、盆腔炎等。

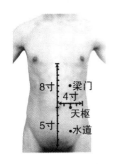

图2-32 梁门、天枢、水道

12．水道

取穴：前正中线旁开2寸，脐下3寸（图2-32）。

主治：肾炎、膀胱炎、尿闭、腹水、睾丸炎、前列腺炎、附件炎、月经不调等。

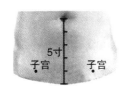

图2-33 子宫穴

13．子宫穴

取穴：脐下4寸，旁开3寸（图2-33）。

主治：子宫脱垂、月经不调、痛经、崩漏、疝气、腰痛。

14．膺窗

取穴：乳腺上第三肋间，中线旁开4寸（图2-34）。

主治：肺炎、胸膜炎、乳腺炎、乳汁不足、胸痛、咳喘、急慢性支气管炎等。

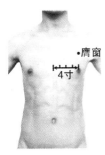

图2-34 膺窗

15. 中府

取穴：胸前臂外上方，前正中线旁开6寸，平第1肋间隙（图2-35）。

主治：咳嗽、胸闷、肩背痛、喉痛、腹胀。

16. 云门

取穴：前正中线旁开6寸，当锁骨外端下缘凹陷处（图2-35）。

主治：咳嗽、气喘、胸痛、胸中烦热、肩痛。

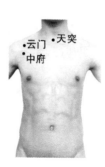

图2-35 中府、云门、天突

17. 天突

取穴：胸骨切迹上缘正中，上0.5寸凹陷处（图2-35）。

主治：咳嗽痰多、牙关紧闭、脑炎后遗症、失音、咽喉炎、扁桃体炎等。

18. 缺盆

取穴：锁骨中点上凹陷处，直对乳头（图2-36）。

主治：上肢瘫痪、双臂麻木、高血压、头痛、颈椎病、臂丛神经炎等。

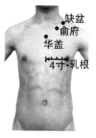

图2-36 缺盆、乳根、华盖、俞府

19. 乳根

取穴：乳头下1.6寸处，约第5肋间（图2-36）。

主治：胸痛、咳嗽、气喘、呃逆、乳痛、乳汁少等。

20. 华盖

取穴：胸骨正中线上，平第1肋间（图2-36）。

主治：气喘、咳嗽、胸胁满痛、气管炎、肺气肿等。

21. 俞府

取穴：锁骨下缘前正中线，旁开2寸（图2-36）。

主治：咳嗽、气喘、胸痛、呕吐、腹胀等。

22. 章门

取穴：第11肋端（图2-37）。

主治：胸胁痛、胸闷、腹胀、小儿疳积、泄泻等。

23. 期门

取穴：乳头直下第6肋间隙（图2-37）。

主治：胸胁胀痛、呕吐、腹胀、乳痈等。

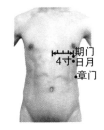

图2-37　章门、期门、日月

24. 日月

取穴：男子乳头直下3肋间（期门穴下5分处）（图2-37）。

主治：肝胆疾患、胃病、膈肌痉挛等。

25. 京门

取穴：第12肋软骨尖端（图2-38）。

主治：小便不利、水肿、胁痛、腰痛、腹胀、腹泻、肠鸣、呕吐等。

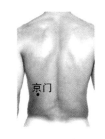

图2-38　京门

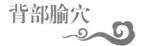

背部腧穴

1. 大椎

取穴：第7颈椎与第1胸椎棘突间正中处，低头时明显（图2-39）。

主治：发热、感冒、咳嗽、气喘、落枕、小儿惊风等。

2. 身柱

取穴：第3、4胸椎之间（图2-39）。

主治：支气管炎、肺炎、神经及精神疾病、瘫痪、发热、胸膜炎等。

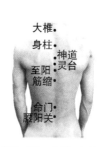

图2-39 大椎、身柱、神道、灵台、至阳、筋缩、命门、阳关

3. 神道

取穴：第5、6胸椎棘突之间（图2-39）。

主治：心脏病、神经衰弱、癔症、心动过速、神经及精神疾病等。

4. 灵台

取穴：第6、7胸椎棘突之间（图2-39）。

主治：心脏病、神经及精神疾病、咳嗽、哮喘、疔疮、胆道蛔虫症、胃痛等。

5. 至阳

取穴：第7、8胸椎棘突之间（图2-39）。

主治：肝炎、胆囊炎、疟疾、胃痛、胰腺炎、胆道蛔虫症、肋间神经痛等。

拔罐疗法治百病

6. 筋缩

取穴：第9、10胸椎棘突之间（图2-39）。

主治：癫痫、腰背神经痛、强直性痉挛、胃肠痉挛、神经衰弱等。

7. 命门

取穴：第2、3腰椎棘突之间（图2-39）。

主治：遗尿、遗精、阳痿、带下病、子宫内膜炎、盆腔炎、附件炎、头痛、脊柱炎等。

8. 阳关

取穴：第4、5腰椎棘突之间（图2-39）。

主治：腰骶神经痛、下肢瘫痪、风湿性关节炎、月经不调、遗精、慢性肠炎等。

9. 腰眼

取穴：第4腰椎棘突下旁开3～4寸凹陷处（图2-40）。

主治：带下、腰痛、尿频、消渴、虚劳、月经不调。

10. 天宗

取穴：肩胛骨冈下窝的中央（图2-41）。

主治：肩背酸痛、颈项强直、上肢冷痛等。

11. 上髎

取穴：在第1骶后孔中（图2-42）。

主治：肾炎、膀胱炎、遗精、阳痿、月经不调、不孕症、腰肌劳损等。

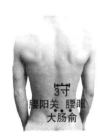

图2-40 腰眼

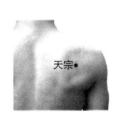

图2-41 天宗

12. 次髎

取穴：在第2骶后孔中（图2-42）。

主治：腰脊痛、坐骨神经痛、子宫内膜炎、月经不调、遗精、阳痿、睾丸炎等。

13. 中髎

取穴：在第3骶后孔中（图2-42）。

主治：腰骶部疼痛、泄泻、便秘、小便不利、月经不调、下肢瘫痪等。

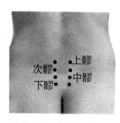

图2-42 上髎、次髎、中髎、下髎

14. 下髎

取穴：在第4骶后孔中（图2-42）。

主治：腰肌劳损、坐骨神经痛、肠炎、痢疾、前列腺炎、痛经、宫颈糜烂等。

15. 大杼

取穴：第1胸椎棘突下旁开1.5寸（图2-43）。

主治：发热、咳嗽、项强、肩胛酸痛等。

16. 风门

取穴：第2胸椎棘突下旁开1.5寸（图2-43）。

主治：伤风、咳嗽、发热、头痛、目眩、项强、腰背痛等。

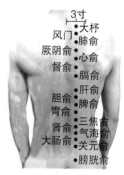

图2-43 大杼、风门、肺俞、厥阴俞、心俞、督俞、膈俞、肝俞、胆俞、脾俞、胃俞、三焦俞、肾俞、气海俞、大肠俞、关元俞、膀胱俞

17. 肺俞

取穴：第3胸椎棘突下旁开1.5寸（图2-43）。

主治：咳嗽、气喘、胸闷、胸痛、背肌劳损等。

18. 厥阴俞

取穴：第4胸椎棘突下旁开1.5寸（图2-43）。

主治：牙痛、呕吐、咳嗽、胸闷、心痛、胃脘痛等。

19. 心俞

取穴：第5胸椎棘突下旁开1.5寸（图2-43）。

主治：失眠、心痛、心悸、梦遗、盗汗等。

20. 督俞

取穴：第6胸椎棘突下旁开1.5寸（图2-43）。

主治：心脏病、腹痛、肠鸣、膈肌痉挛、脱发、皮肤病、乳腺炎等。

21. 膈俞

取穴：第7胸椎棘突下旁开1.5寸（图2-43）。

主治：呕吐、噎膈、气喘、咳嗽、盗汗等。

22. 肝俞

取穴：第9胸椎棘突下旁开1.5寸（图2-43）。

主治：黄疸、胁肋痛、吐血、目赤、目眩、视物不清、脊背痛等。

23. 胆俞

取穴：第10胸椎棘突下旁开1.5寸（图2-43）。

主治：胁肋痛、口苦、黄疸、胸满、肺痨等。

24. 脾俞

取穴：第11胸椎棘突下旁开1.5寸（图2-43）。

主治：胃脘胀痛、黄疸、呕吐、消化不良、泄泻、小儿慢惊风等。

25. 胃俞

取穴：第12胸椎棘突下旁开1.5寸（图2-43）。
主治：胃痛、腹胀、噎膈、小儿吐乳、消化不良等。

26. 三焦俞

取穴：第1腰椎椎棘突下旁开1.5寸（图2-43）。
主治：肠鸣、腹胀、呕吐、泄泻、腰背强痛等。

27. 肾俞

取穴：第2腰椎椎棘突下旁开1.5寸（图2-43）。
主治：肾虚、腰痛、遗精、阳痿、早泄、月经不调、带下病等。

28. 气海俞

取穴：第3腰椎椎棘突下旁开1.5寸（图2-43）。
主治：腰痛、痔漏、痛经、月经不调、腿膝不利等。

29. 大肠俞

取穴：第4腰椎椎棘突下旁开1.5寸（图2-43）。
主治：腰腿痛、腰肌劳损、腹痛、腹胀、泄泻、痢疾、便秘、痔漏等。

30. 关元俞

取穴：第5腰椎椎棘突下旁开1.5寸（图2-43）。
主治：腰痛、泄泻、遗尿、小便不利等。

31. 膀胱俞

取穴：第2骶椎棘突下旁开1.5寸（图2-43）。
主治：小便不利、遗尿、泄泻、便秘、腰背强痛、遗精。

拔罐
疗法治百病

32. 夹脊

取穴：第1胸椎至第5腰椎，各椎棘突下旁开0.5寸（图2-44）。

主治：脊椎疼痛强直、脏腑疾患，以及强壮作用。

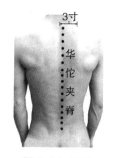

图2-44　夹脊

33. 血压点

取穴：第6、7颈椎棘突之间旁开2寸（图2-45）。

主治：高血压、低血压。

34. 定喘

取穴：第7颈椎棘突处旁开0.5～1寸处（图2-46）。

主治：哮喘、咳嗽、落枕、瘾疹。

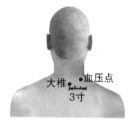

图2-45　血压点

35. 白环俞

取穴：平第4骶骨孔、背正中线（图2-47）。

主治：坐骨神经痛、腰骶痛、子宫内膜炎、盆腔炎、肛门疾患等。

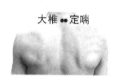

图2-46　定喘

36. 肩中俞

取穴：第7颈椎棘突下旁开2寸（图2-48）。

主治：咳嗽、哮喘、肩背痛、肩背风湿、颈椎病。

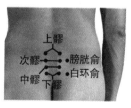

图2-47　白环俞

37. 肩外俞

取穴：第1胸椎棘突下，距中线旁开3寸（图2-48）。

主治：咳嗽、肩背痛、颈椎病、肩周炎、上肢疾患。

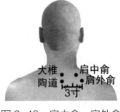

图 2-48　肩中俞、肩外俞

38. 阳纲

取穴：第10胸椎棘突下旁开3寸（图2-49）。

主治：肝胆疾病、蛔虫症、胃肠痉挛、消化不良。

39. 天髎

取穴：肩井穴下1寸（图2-49）。

主治：颈部、肩部疾病。

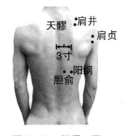

图 2-49　阳纲、天髎、肩贞

40. 肩贞

取穴：腋后纹尽端上1寸处（图2-49）。

主治：耳鸣、耳聋、肩胛痛、上肢麻痹与疼痛。

41. 肩髃

取穴：上肩平举时，肩部出现两个凹陷，于前方凹陷处取之（图2-50）。

主治：中风偏瘫、肩关节痛、肩周炎、上肢疾病。

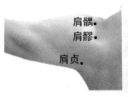

图 2-50　肩髃

上肢腧穴

1. 极泉

取穴：腋窝正中（图2-51）。

主治：胸闷、胁肋痛、心痛、心悸、臂肘冷麻等。

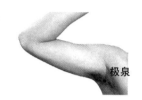

图2-51 极泉

2. 尺泽

取穴：肘横纹上，肱二头肌腱桡侧（图2-52）。

主治：肘臂挛痛、咳嗽、胸胁胀满、咽喉痛。

3. 曲泽

取穴：肘横纹中，肱二头肌腱尺侧（图2-52）。

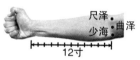

图2-52 尺泽、曲泽、少海

主治：心痛、心悸、呕吐、胃痛、泄泻、热病、烦渴、咳嗽、肘臂挛痛。

4. 少海

取穴：屈肘，当肘横纹内端与肱骨内上髁连线之中点（图2-52）。

主治：心痛、肘臂挛痛、目眩、头项痛、腋胁痛、暴喑、痫证等。

5. 曲池

取穴：屈肘侧掌成直角，当肘横纹外侧端凹陷中（图2-53）。

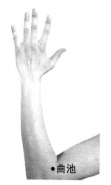

图2-53 曲池

主治：发热、牙痛、咽喉肿痛、手臂肿痛、肘痛、高血压。

6. 合谷

取穴：手背第1、2掌骨之间约平第2掌骨中点处（图2-54）。

主治：头痛、牙痛、咽喉肿痛、手臂肿痛、指挛、口眼㖞斜、便秘、经闭。

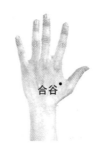

图2-54　合谷

7. 阴郄

取穴：腕横纹上0.5寸，尺侧腕屈肌腱的桡侧（图2-55）。

主治：心痛、惊悸、骨蒸盗汗、吐血、衄血、暴喑、喉痹等。

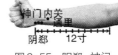

图2-55　阴郄、神门、通里、内关

8. 神门

取穴：腕横纹尺侧端，尺侧腕屈肌腱的桡侧缘凹陷中（图2-55）。

主治：心痛、惊悸、怔忡、失眠、健忘、癫痫、遗溺、喘逆等。

9. 通里

取穴：腕后1寸（图2-55）。

主治：心悸、怔忡、头晕、咽痛、暴喑、舌强不语、腕臂痛等。

10. 内关

取穴：肘横纹上2寸，掌长肌腱与桡侧腕屈肌腱之间（图2-55）。

主治：心痛、心悸、胸闷、胃痛、呕吐、精神失常、失眠、偏头痛。

拔罐
疗法治百病

11. 外关

取穴：腕背横纹上2寸，桡尺骨之间（图2-56）。

主治：热病、头痛、肘臂手指痛、屈伸不利。

12. 支沟

取穴：腕背横纹上3寸，桡尺骨之间（图2-56）。

主治：耳鸣、耳聋、暴喑、胁肋痛、便秘。

13. 阳谷

取穴：腕背横纹尺侧端，尺骨茎突前四陷中（图2-57）。

主治：头痛、目眩、牙痛、耳鸣、耳聋、热病、腕痛。

14. 少泽

取穴：小指尺侧，指甲角旁约0.1寸（图2-58）。

主治：发热、中风昏迷、心痛、乳少、咽喉肿痛等。

15. 中冲

取穴：中指尖端中央（图2-59）。

主治：心痛、中风昏迷、舌强不语、热病、舌下肿痛、小儿夜啼、中暑、昏厥。

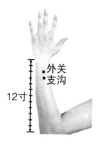

图2-56 外关、支沟

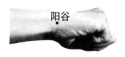

图2-57 阳谷

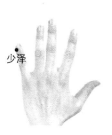

图2-58 少泽

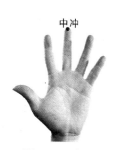

图2-59 中冲

下肢腧穴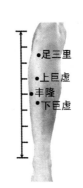

1. 足三里

取穴：犊鼻穴下3寸，胫骨前嵴外一横指处（图2-60）。

主治：胃痛、呕吐、腹泻、便秘、下肢痿痹、膝胫酸痛、疳积、乳痈、虚痨。

2. 上巨虚

取穴：足三里穴下3寸（图2-60）。

主治：腹泻、便秘、胫前挛痛、下肢瘫痪、脚弱无力。

图2-60　足三里、上巨虚、下巨虚、丰隆

3. 下巨虚

取穴：上巨虚穴下3寸（图2-60）。

主治：小腹疼痛、泄泻、痢下脓血、腰脊痛、乳痈、下肢痿痹、足跟痛。

4. 丰隆

取穴：小腿前外侧，外膝眼与外侧踝尖连线的中点（图2-60）。

主治：头痛、咽痛、咳嗽、痰多、肢肿、便秘、狂痫。

5. 内庭

取穴：足背第2、3趾间缝纹端（图2-61）。

主治：牙痛、咽喉肿痛、胃痛、吐酸、腹胀、泄泻、便秘。

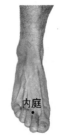

图2-61　内庭

6. 胆囊穴

取穴：阳陵泉穴直下1～2寸间压痛最明显处（图2-62）。

主治：急慢性胆囊炎、胆石症、胆道蛔虫症、胆绞痛、胁痛、下肢痿痹。

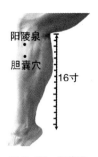

图2-62　胆囊穴

7. 三阴交

取穴：外踝高点上3寸，胫骨内侧面的后缘（图2-63）。

主治：失眠、腹胀纳呆、遗尿、小便不利、阳痿、遗精、崩漏、带下。

8. 地机

取穴：阴陵泉直下3寸（图2-63）。

主治：腹痛、泄泻、水肿、小便不利、遗精。

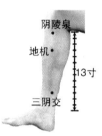

图2-63　三阴交、地机、阴陵泉

9. 阴陵泉

取穴：胫骨内侧踝下缘凹陷中（图2-63）。

主治：腹胀、泄泻、膝关节酸痛、小便不利、月经不调、赤白带下。

10. 血海

取穴：屈膝、髌骨内上缘上2寸（图2-64）。

主治：月经不调、痛经、经闭、膝痛。

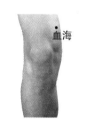

图2-64　血海

11. 委中

取穴：腘窝横纹中点（图2-65）。

主治：腰痛、膝关节屈伸不利、半身不遂、腹痛、吐泻、小便不利。

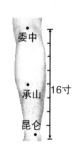

图2-65　委中、承山、昆仑

12. 承山

取穴：腓肠肌两肌腹之间凹陷的顶端（图2-65）。

主治：腰腿痛、腓肠肌痉挛、痔疾、便秘、疝气、脚气。

13. 昆仑

取穴：外踝高点与跟腱间凹陷中（图2-65）。

主治：腰痛、头痛、项强、目眩、鼻衄、踝关节扭伤。

14. 涌泉

取穴：足底中线的前、中1/3交点处，足趾屈曲时呈凹陷处（图2-66）。

主治：头顶痛、眩晕、昏厥、失眠、小儿发热惊风、便秘。

15. 失眠

取穴：足底中线与内外踝连线交点处（图2-67）。

主治：失眠、脚跟疼痛。

16. 太溪

取穴：内踝与跟腱之间的凹陷中（图2-68）。

主治：喉痛、牙痛、不寐、遗精、阳痿、月经不调、小便频数、腰痛。

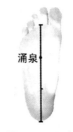

图2-66　涌泉

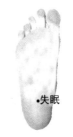

图2-67　失眠

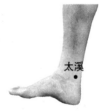

图2-68　太溪

17. 居髎

取穴：髂前上棘与股骨大转子高点连线的中点（图2-69）。

主治：腰腿痛、髋关节酸痛、疝气。

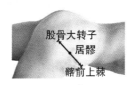

图 2-69　居髎

18. 环跳

取穴：股骨大转子高点与骶管裂孔连线的外1/3与内2/3交界处（图2-70）。

主治：腰腿痛、偏瘫、痔疾、带下。

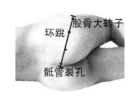

图 2-70　环跳

19. 风市

取穴：大腿外侧中间，横纹水平线上7寸，患者以手贴于腿外，中指尖下是穴（图2-71）。

主治：偏瘫、膝关节酸痛、遍身瘙痒、脚气。

20. 阳陵泉

取穴：腓骨小头前下方凹陷中（图2-72）。

主治：膝关节酸痛、胁肋痛、下肢痿痹、麻木。

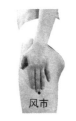

图 2-71　风市

21. 悬钟（绝骨）

取穴：外踝高点上3寸，腓骨后缘（图2-72）。

主治：头痛、项强、下肢酸痛。

22. 丘墟

取穴：外踝前下方，趾长伸肌腱外侧凹

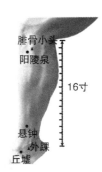

图 2-72　阳陵泉、
悬钟、丘墟

陷中（图2-72）。

主治：踝关节痛、胸胁痛。

23. 阑尾穴

取穴：小腿部外侧在足三里穴直下1～2寸间压痛最明显处（图2-73）。

主治：急慢性阑尾炎、急慢性肠炎、胃脘疼痛、消化不良、下肢痿痹、胃下垂。

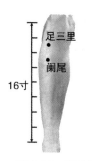

图2-73 阑尾穴

24. 足临泣

取穴：足背第4、5趾间缝纹端1.5寸（图2-74）。

主治：头痛、目眩、瘰疬、胁肋痛、足跗肿痛、足趾挛痛。

25. 大敦

取穴：姆趾外侧趾甲角旁约0.1寸（图2-75）。

主治：疝气、遗尿、经闭、崩漏、癫痫。

26. 行间

取穴：足背第1、2趾间缝纹端（图2-76）。

主治：头痛、目眩、目赤肿痛、口喎、痛经、带下、中风、足跗疼痛。

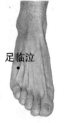

图2-74 足临泣

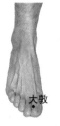

图2-75 大敦

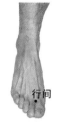

图2-76 行间

27．太冲

取穴：足背第1、2跖骨结合部之前凹陷中（图2-77）。
主治：头痛、眩晕、胁痛、遗尿、小便不利、月经不调。

28．阴包

取穴：股骨内上髁4寸，缝匠肌后缘（图2-78）。
主治：小腹痛、阳痿、遗精、遗尿、小便不利、月经不调。

29．足五里

取穴：耻骨联合上缘中点处旁开2寸，直下3寸（图2-79）。
主治：小腹痛、小便不利、睾丸肿痛。

30．阴廉

取穴：足五里穴上1寸（图2-79）。
主治：月经不调、带下、小腹痛。

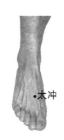

图2-77　太冲

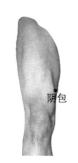

图2-78　阴包

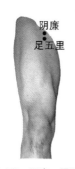

图2-79　阴廉、足五里

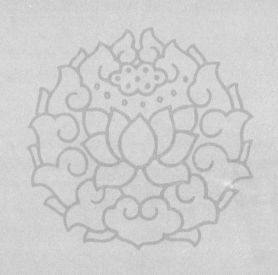

第三章

骨伤科疾病拔罐疗法

颈椎病

一、概述

颈椎病是指因颈椎退行性变引起颈椎管或椎间孔变形、狭窄，刺激、压迫颈部脊髓、神经根、交感神经造成其结构或功能性损害所引起的临床表现。本病在中医学中属于"骨痹""肩颈痛""风湿痹痛""痿证""头痛""眩晕"范畴。

二、临床表现

颈椎病的主要症状是头、颈、肩、背、手臂酸痛，颈项僵硬，活动受限。颈肩酸痛可放射至头枕部和上肢，有的伴有头晕，重者伴有恶心呕吐，卧床不起，少数可有眩晕，猝倒。当颈椎病累及交感神经时可出现头晕、头痛、视力模糊、眼胀、眼干、睁眼不开、耳鸣、平衡失调、心动过速、心慌，胸部紧束感，甚至出现胃肠胀气等症状。常伴有失眠、烦躁、发怒、焦虑、忧郁等。

三、治疗

火罐疗法

风寒外袭型选风池、大椎、曲池、昆仑穴；气滞血瘀型选大椎、膈俞、颈椎夹脊穴；肝肾不足型选风池、天柱、三阴交、颈椎夹脊穴。风池、昆仑针刺，余穴拔罐，留罐5～10分钟，每日一次（图3-1）。

拔罐
疗法治百病

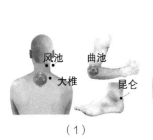
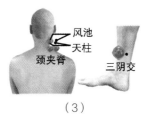

（1）　　　　　　　　（2）　　　　　　　　（3）

图3-1　火罐疗法

刺络（血）拔罐法

方法
一

　　选穴大椎、肩外俞、风门。每次选穴1～2个，用三棱针迅速刺入半分至1分，随即迅速退出，以出血为度，后拔罐，留罐10～15分钟。去罐后头部做旋转运动，每3～5天一次，一般治疗3次（图3-2）。

方法
二

　　选穴第5～7颈椎棘突和大椎、风门（双）、肺俞（双）。诸穴可交替选用七星针叩打至出血，后拔罐5～10分钟，每穴拔出瘀血1～3ml。伴有神经根刺激征者，沿手阳明及手太阴经循行路线选穴施治。每周治疗2～3次（图3-2）。

方法
三

　　颈部不适选颈灵（第4～5颈椎之间）、天宗，配太阳、百会；臂痛取肩中俞、颈灵，配少冲、关冲；后背痛选颈灵、臂臑，配阳溪、商阳。用七星针叩打或三棱针点刺至出血，后拔罐，每穴出血1ml起罐。7天一次，3次为一疗程（图3-2）。

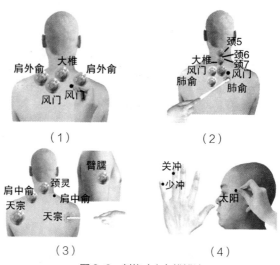

图3-2　刺络（血）拔罐法

挑治拔罐法

在颈部寻找病变椎旁压痛点，或患侧肩臂麻痛、索条、硬结激发点为挑治部位。若无明显压痛点，可在骨质增生部位的椎体棘突间旁开1～2cm处为挑治部位。每次选2～3点，用0.5%利多卡因皮内皮下做浸润麻醉后，将皮肤挑破长0.3～0.5cm横口，挑断皮下纤维索条，锥针尖在肌肉内做上下左右剥离，有酸麻胀感觉时退出针体，然后迅速在术口处拔火罐，见火罐内积血5～10ml时起罐，用消毒纱布包扎。7～10日挑治一次，2次为一疗程。

梅花针叩刺后拔罐法

选穴分二组。一组为大椎、肩中俞、肩外俞；二组为大杼、肩井、肩髃。每次选用一组或两组全用。先用梅花针叩刺至皮肤发红，并有少量出血，然后拔罐10～15分钟，以拔出瘀血为度。每天或隔天1次，10次为一疗程（图3-3）。

方法二

用梅花针叩刺病变椎体周围的压痛点、阳性反应物或第4~7颈椎旁0.5寸处，至皮肤出血后拔罐5~10分钟，如此反复3次，每次罐内可见黄浊黏液，擦净后用艾条温灸10分钟。隔天一次，10次为一疗程。

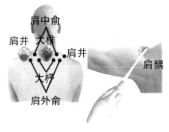

图 3-3　梅花针叩刺后拔罐法

四、注意事项

拔罐对早期的颈椎病可取得较好的临床效果，如配合按摩则疗效更佳。在治疗期间，患者应注意纠正不良的姿势与习惯，避免颈部长时间处在一个姿势，时常做摇颈动作，以缓解颈部肌肉群的紧张与痉挛。在睡眠中，应尽量用低枕，并放于枕后部，以衬托颈曲，防止颈部疲劳。

落枕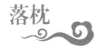

一、概述

落枕，又称"失枕""失颈"，是颈项部常见的软组织损伤疾患，是急性单纯性颈项部强痛、活动受限的一种病症。以急性颈部肌肉痉挛、强直、酸胀、疼痛和颈部运动功能障碍为主要临床表现，轻者数日自愈，重者疼痛严重并可向头部及上肢放射，可延至数周。

二、临床表现

一般起病急，多于晨起突感颈后部、上背部疼痛不适，以一侧为多，或有两侧俱痛者，颈部僵硬，头部向患侧倾斜，颈部活动受限，不能自由旋转，严重者俯仰也有困难，甚至头部强直于异常位置。检查时颈部肌肉有触痛、浅层肌肉有痉挛、僵硬，摸起来有"条索感"。

三、治疗

火罐疗法

方法一

肌肉扭伤选肩井、后溪、阿是穴；感受风寒选肩井、曲池、风池、悬钟、阿是穴。风池、后溪针刺，余穴拔罐，留罐10～15分钟，每日一次（图3-4）。

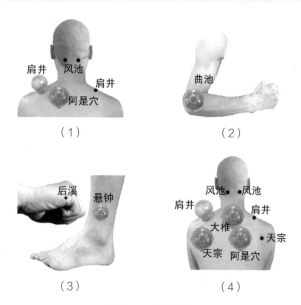

（1）　　　　　　　（2）

（3）　　　　　　　（4）

图3-4　火罐疗法

阿是穴、大椎、风池、肩井、天宗。风池针刺，余穴拔罐，留罐10～15分钟，至皮肤出现红色瘀血为度。隔日一次，3次为一疗程（图3-4）。

刺络拔罐法

取穴分二组。一组为大椎、肩外俞、风门；二组选阿是穴。一组每次选用1～2穴，用三棱针迅速刺入半分至1分，随即退出，以出血为度。后拔罐，留罐10～15分钟，起罐后头部做旋转运动。每3～5天治疗一次。二组用梅花针中度叩打，使皮肤微见渗血，后拔罐，留罐5分钟（图3-5）。

医者用叩诊锤中度叩击患侧颈项部，从风池至肩井，使皮肤微红。用梅花针由轻至重弹刺，重叩风池、肩井及压痛点，令微渗血。在弹刺部位拔罐，留罐10～15分钟，嘱患者活动颈项，做回顾仰俯动作（图3-5）。

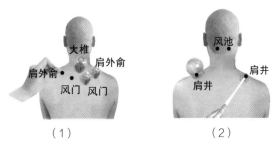

（1） （2）

图3-5 刺络拔罐法

四、注意事项

拔罐疗法治疗本病效果较好，配合推拿、药物、热敷则效果更佳。对于急性期的患者，一般1~3次即可治愈；慢性反复发作者多次疗效也较好，反复发作者应考虑颈椎病。在治疗期间，注意保暖，治疗后注意适当活动。平时注意正确的睡眠姿势，枕头高低、软硬要适度；劳作时注意防颈部肌肉的扭伤。

腰肌劳损

一、概述

腰肌劳损是指腰部肌肉及其附着点筋膜、甚至骨膜的慢性损伤性炎症，为腰痛常见原因。本病在中医学中属"腰痛"范畴。

二、临床表现

长期反复发作的腰背部疼痛，呈钝性胀痛或酸痛不适，时轻时重，迁延难愈。休息、适当活动或经常改变体位姿势可使症状减轻。劳累、阴雨天气、受风寒湿影响则症状加重。腰部活动基本正常，偶有牵掣不适感，不耐久坐久站，不能胜任弯腰工作。弯腰稍久，便直腰困难。急性发作时，症状明显加重，重者出现腰脊柱侧弯、下肢牵掣作痛等症状。

三、治疗

走罐法

选压痛点。在罐口上涂一层凡士林，拔罐部位涂抹冷开水，然后拔罐。当罐吸紧后，从上向下移动罐约2cm，即将罐向上提到一定程度火罐倾斜走气即取下，再由下向上照前法操作（也可从脊柱两侧走罐，或绕疼痛点走罐）。每天一次，5次为一疗程（图3-6）。

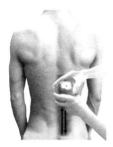

图3-6　走罐法

刺络拔罐法

方法一
选穴阿是穴、委中。常规消毒，用皮肤针叩刺出血，然后拔罐10～15分钟，每天或隔天一次（图3-7）。

方法二
疼痛局部。常规消毒，用皮肤针重叩局部，使皮肤红晕；或用滚刺筒在局部上下来回滚刺3～5分钟，至皮肤红晕使微出血，然后拔罐5～10分钟（图3-7）。

方法三
在第5腰椎棘突与骶骨间旁约1.5寸明显压痛处，用梅花针叩刺至微出血，然后拔罐10～15分钟，以拔出紫色瘀血为度。隔天一次，5次为一疗程（图3-7）。

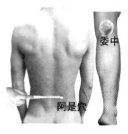

委中

阿是穴

（1）

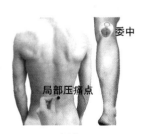

委中

局部压痛点

（2）

图3-7　刺络拔罐法

局部经穴、压痛点（或局部暴露之络脉）、委中。先在局部揉按5分钟，再用三棱针点刺出血，然后拔罐5~10分钟，每天或隔天一次（图3-7）。

四、注意事项

疼痛初期宜休息，卧硬板床；缓解期加强功能锻炼，经常改变体位，不要用力过度，避免感受外邪，注意节制房事。

急性腰扭伤

一、概述

急性腰扭伤又称为"闪腰"，是指腰部的肌肉、筋膜、韧带、椎间小关节、腰骶关节或骶髂关节因过度扭曲或牵拉超过腰部正常活动范围所致的急性损伤。本病在中医学中属于"腰痛"范畴。

二、临床表现

患者有明显的外伤史，受伤时患者可感到腰椎有"咔答"响声，腰部有"突然断裂感"，伤后出现腰部一侧或双侧剧烈疼痛，呼吸咳嗽时疼痛加剧，腰不能挺，转身起坐等均感困难。站立时，患者常保持一定的强迫姿势，两手撑腰，严重者不能站立。卧床休息后或次日更重，甚至不能起床。检查见腰肌紧张，腰部活动功能障碍，腰部中线或两侧有明显压痛、肿胀，单侧或双侧能骶棘肌痉挛等。

三、治疗

刺络拔罐法

方法一

　　选穴阿是穴、委中（患侧）。用三棱针点刺阿是穴至微出血，并薄薄地涂一层液状石蜡，行走罐，罐中有瘀血时起罐，然后在委中穴点刺出血数滴。每天一次，3次为一疗程（图3-8）。

方法二

　　主穴阿是穴、肾俞、腰阳关、大肠俞，配穴腰俞、中脘、殷门。先取主穴，用三棱针点刺至微出血，然后拔罐15～20分钟。配穴按摩加针刺，不拔罐。每天一次，5次为一疗程（图3-8）。

方法三

　　委中穴。用三棱针点刺委中穴（若委中穴处有充盈的静脉可直接点刺之）1～3次，在点刺处拔罐5分钟，同时令患者活动腰部，做试探性前俯、后仰及旋转（图3-8）。

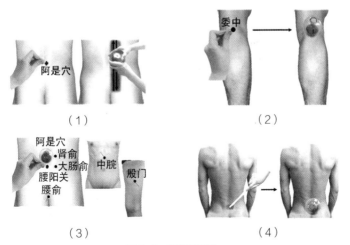

图3-8　刺络拔罐法

方法四

　　俯卧位，常规消毒，用皮肤针快刺重叩患处皮肤5~6遍，至皮肤出血为度。继用中号玻璃火罐，闪火法分别在压痛处拔罐。每天一次，每次30分钟（图3-8）。

叩刺拔罐法

方法一

　　选穴肾俞、志室、大肠俞、华佗夹脊（腰骶夹脊）、腰阳关。每次选穴2~3个，用梅花针重叩至皮肤微出血，拔罐10~20分钟，以拔出少量瘀血为佳（图3-9）。

方法二

　　取阿是穴，患者俯卧位，先用皮肤针在阿是穴上重叩出血，然后在该处拔火罐，视出血量多少留罐5~10分钟。取委中穴，在留罐期间，常规针刺双委中穴，用泻法，每3~5分钟行针一次，留针30分钟（图3-9）。

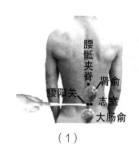
（1）

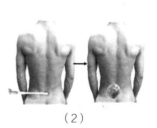
（2）

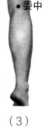
（3）

图3-9　叩刺拔罐法

四、注意事项

　　拔罐治疗本病可取得满意的效果，若配合按摩则疗效更佳。但急性腰扭伤后局部有紫瘀血者，需24小时后拔罐，以免引起出血加重或再次出血。治疗期间，应卧平板床，避免受寒，并进行轻度功能锻炼。

腰椎间盘突出症

一、概述

腰椎间盘突出症是指腰椎椎间盘及腰椎骨退行性变而压迫其周围的神经、血管及其他组织引起一系列症状的综合征。西医学认为腰椎间盘突出症是由于腰椎间盘退变，腰椎间发生失稳，腰椎内外应力失衡，在某种可诱发椎间隙压力突然增高的因素的作用下，导致纤维环膨出或髓核穿过已变性、薄化的纤维环进入椎管前方或髓核穿过椎板侵入椎体边缘，使神经根、硬膜囊受压或髓核破裂对相邻组织产生化学刺激，使周围组织炎性水肿而产生腰痛、下肢痛或膀胱、直肠功能障碍的一系列临床症状，属中医学"腰痛""腿痛""痹证"范畴。

二、临床表现

腰痛，伴有下肢放射痛或麻木、发凉，可波及足。疼痛可为酸痛或剧痛，在弯腰、下蹲、举物、咳嗽、打喷嚏、大便用力等动作时均可加重，卧床休息后减轻，可伴有腰部活动受限；中央型突出者可造成马尾神经压迫症状出现会阴部麻木、刺痛、排便及排尿障碍或失控、男子阳痿或双下肢不全瘫痪。检查可见腰部畸形、腰部压痛、感觉障碍、直腿抬高试验阳性等，X线片、MRI、CT可辅助诊断。

三、治疗

火罐疗法

寒湿侵袭型选肾俞、大肠俞、委中、阳陵泉、昆仑；肝肾亏虚型选大肠俞、委中、阳陵泉、昆仑，偏阳虚者加肾俞穴，偏阴虚者加三阴交；瘀血停着型选膈俞、大肠俞、委中、血海、承山、三阴交。昆仑穴针刺，余穴拔罐10～15分钟，每天1次（图3-10）。

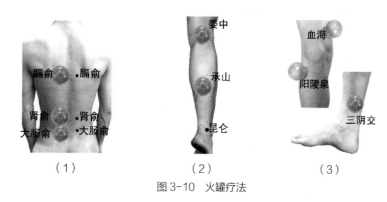

图3-10　火罐疗法

针罐法

方法一

　　选穴相应病变腰椎夹脊、阿是穴、环跳、秩边、委中、阳陵泉；病变在足少阳经者加风市、足临泣；在足太阳经者加承扶、承山、昆仑。患者侧卧位，患侧在上，以3寸毫针，针刺环跳、秩边、委中，快速进针后提插捻转，针感以放电感达到肢末为度，不留针。腰椎夹脊穴用1.5寸毫针深刺1～1.2寸，针尖向脊柱斜刺，并使针感向下肢放射，余穴用1.5寸毫针，得气后平补平泻，留针30分钟，起针后选定相应病变腰椎夹脊穴或阿是穴，每次1穴，以三棱针点刺出血并加罐，留罐5分钟或以罐内出血停止为度。针刺每天一次，10次为一疗程，疗程间休息3天，刺络拔罐每天或隔天一次，3～5次为一疗程（图3-11）。

方法二

　　主穴据CT所定位的腰椎间盘突出的位置，先取相应夹脊穴，如为第4、5椎间盘突出者，取腰4夹脊穴，以突出的位置为中心，沿督脉在上下棘突间各取一穴，共4针。气滞血瘀型配委中挑刺放血；寒湿凝滞型配肾俞加灸；肾精亏虚型配肾俞、志室。患者俯卧，先针夹脊穴，用2.5～3.3寸毫针直刺，以患侧肢体不自主跳动一下为佳；之后在上下棘突间各针一穴，以酸胀为宜，针后在针柄上缠上酒精棉球，点燃，将罐迅速扣下，每次针罐留置20分钟，隔天一次，10次为一疗程（图3-11）。

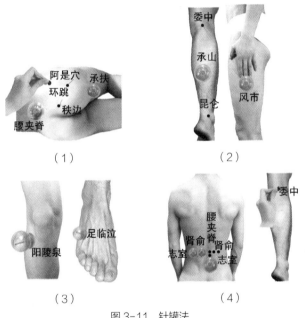

（1）　　　　　　（2）

（3）　　　　　　（4）

图3-11　针罐法

四、注意事项

拔罐治疗本病应配合适当的按摩及药物治疗可取得良好的疗效。早期应注意休息，避免受风寒、劳累，配合适当的功能锻炼，如伸背、拱桥、直腿抬举、晃腰、双手举足等动作，以增强腰背部肌肉力量，维持脊柱稳定性，预防本病的再度发作。

坐骨神经痛

一、概述

坐骨神经痛是指沿坐骨神经分布区域的疼痛。症状主要表现为腰臀部、大腿后侧小腿后外侧及足背外侧的疼痛，是多种疾病引起的一种症状。发病初期可单纯表现为腰痛，也可腰腿疼痛并见。属于中医学腰痛、痹证范畴。

二、临床表现

临床上根据坐骨神经痛发病部位的不同，将坐骨神经痛分为根性坐骨神经痛及干性坐骨神经痛。根性坐骨神经痛主要表现为下背部痛和腰部僵硬感，局部有明显压痛。干性坐骨神经痛多呈持续性钝痛而有发作性加剧，发作性疼痛呈烧灼样和刀割样性质，且常在夜间加剧，患者往往取一系列的减痛姿势（例如睡时取健侧卧位及微屈患侧下肢，若从仰卧位起坐时，即屈曲患侧膝关节，坐下时以健侧臀部先着力，站立时身体重心略向健侧倾斜，患者下肢在髋、膝关节处微屈，造成脊椎侧弯，凸部多朝向健侧）。常有下列压痛点：臀点（相当于环跳穴，在坐骨结节与股骨大粗隆之间）、腘点（腘窝线中点向上2cm处）、腓肠肌点（小腿后面中央，相当于承山穴）、踝点（外踝之后，相当于昆仑穴）。90%以上直腿抬高试验阳性。另外尚可见坐骨神经所支配的肌肉如后腘肌和腓肠肌等出现肌肉松弛和萎缩，跟腱反射减弱或消失，患肢小腿外侧和足背有感觉减退区。

三、治疗

刺络拔罐法

选穴夹脊、阿是穴、环跳、承扶、委中、阳陵泉、悬钟。用梅花针叩刺或用三棱针点刺出血，然后拔罐10～15分钟，至皮肤出现红色瘀血或拔出1～5ml血液为止。每次选穴4～6个，每周治疗1～2次，6次为一疗程（图3-12）。

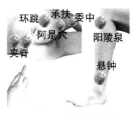

图3-12 刺络拔罐法

刺血拔罐法

方法一

取患侧阿是穴、委中穴，俯卧位，常规消毒，用三棱针对准穴位直刺3～4针，深度1～2mm，刺后取中号拔火罐，用闪火法吸拔针刺处，出血5～8ml，20分钟后起罐，擦净瘀血。配用针刺取患侧环跳、秩边、承山、阳陵泉、肾俞（双），常规消毒，毫针针刺得气后留针30分钟，每15分钟运针一次，中等刺激。隔天一次，5次为一疗程（图3-13）。

方法二

主穴取患则大肠俞穴透夹脊穴、健则对应压痛点；痛在太阳经配殷门、委中、昆仑穴；痛在少阳经配环跳、阳陵泉穴；牵涉阳明经配伏兔、足三里、解溪穴。用毫针刺主穴，垂直进针，大幅度提插捻转，得气后提针到皮下斜透夹脊穴，用G6805治疗仪分别接主穴和配穴上，连续波，强度以患者能耐受为宜，每次30分钟。针后拔火罐，每次15分钟，10次为一疗程。在委中穴附近找明显络脉，绷紧皮肤，刺入1～2分深，迅速退出，放出黑紫色血转鲜红，多流血，用消毒干棉球压迫，两侧交替使用，病情重者同用，2～3天一次（图3-13）。

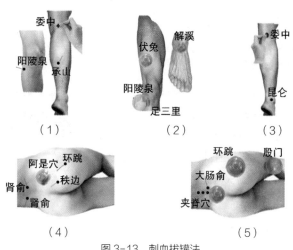

图 3-13　刺血拔罐法

留针拔罐法

　　主穴第1组选大肠俞、环跳、殷门；第2组选新环跳（尾骨尖端旁开3寸）、秩边、殷下（承扶与委中穴连线之中点），每次1组。随证可加阳陵泉、悬钟、昆仑、风市等穴。针刺得气后在主穴上留针拔罐10～15分钟，起罐后继续留针15分钟。每天一次，6次为一疗程（图3-14）。

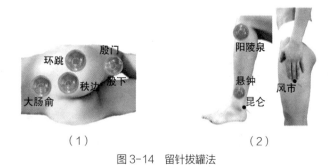

图 3-14　留针拔罐法

四、注意事项

　　本病采用排罐法效果更佳，积极配合其他手法及药物疗法。平日注意避免损劳性动作，避免风寒，以免症状加重或复发。

梨状肌综合征

一、概述

由于梨状肌损伤、炎症，刺激压迫坐骨神经引起臀腿痛，称为梨状肌综合征。属于中医学"痹证""筋伤"的范畴。

二、临床表现

主要症状是一侧臀部酸痛发胀，伴有神经压迫症状，以坐骨神经压迫常见，行走时有跛行或身体前俯，髋膝半屈呈佝偻姿态；肌痉挛严重者，有刀割样跳痛，咳嗽喷嚏等腹压增高时，出现坐骨神经放射痛。患侧大腿不能外展，内旋功能减弱，呈外旋位。少数病例因阴部神经损伤出现会阴不适、性欲减退、阳痿等症状。

三、治疗

刺络拔罐法

选穴阿是穴。先在压痛点处按揉3~5分钟，使其脉络怒张，再用三棱针迅速点刺3~5下，使其出血，然后拔罐10~15分钟，以助瘀血排出。隔天一次（图3-15）。

取穴腰骶椎（命门至长强穴）中心线两侧各旁开0.5寸即腰骶夹脊、肾俞、环跳、压痛点（阿是穴）先用梅花针叩刺至皮肤微出血为度，然后用闪火法在腰骶椎两侧拔多罐（排罐法），其余穴用单罐拔，留罐15~20分钟。或叩刺后在腰骶脊椎两侧用走罐法，余穴为留罐法。每天或隔天一次（图3-15）。

方法三

取穴疼痛部位经脉循行的周围，阿是穴。患者取侧卧位，患肢在上。治疗部位局部皮肤常规消毒后，用梅花针重叩局部皮肤，使皮肤发红并微出血，然后拔火罐，如能拔出少量瘀血则疗效更佳（图3-15）。

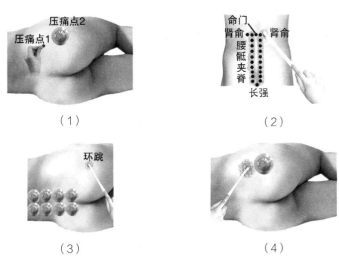

（1）　　　　　（2）

（3）　　　　　（4）

图3-15　刺络拔罐法

四、注意事项

患者在急性期最好能卧床休息，减少活动，以利于神经根水肿的吸收，缩短病程，同时患者臀部、下肢注意保温，避免风寒湿不良刺激。治疗后当天避免冷水澡。治疗期间可配服活血行气、通络止痛之剂，内服、外敷。

股外侧皮神经炎

一、概述

　　股外侧皮神经炎是一种由多方面原因引起的股外侧皮神经损害导致大腿前外侧皮肤感觉异常与疼痛的疾病。中医学称之为"肌痹""皮痹"，属痹证范畴。

二、临床表现

　　主要变现为大腿前外侧针刺样疼痛，同时伴有感觉异常，如烧灼感、蚁行感、麻木感等。初起时间歇发病，日久出现持续性疼痛，可因大腿前外侧皮肤摩擦、挤压，或长时间站立行走加重。可出现皮肤萎缩，但无肌肉萎缩，一般不出现运动功能障碍。

三、治疗

刺络拔罐法

方法一

　　在病变范围，从上到下，从左到右以腕力弹刺，重刺法，针尖与皮肤垂直接触至微微出血。叩毕，按叩刺顺序用闪火法在病区拔罐，留罐10分钟。如症状仍不消失，可在1周后重复治疗（图3-16）。

方法二

　　常规消毒后，用梅花针在病变部位叩打，至皮肤微出血为度；再在病变部位拔火罐。每3天1次，5次为一疗程，疗程间隔1周（图3-16）。

方法三

针具和皮肤消毒后，沿腰骶部两侧由上而下各叩打3行，每行7~9遍，第1行距腰椎1cm，第2行2cm，第3行3~4cm，每针间隔1~2cm。然后在阳性物表面区及周围用较重手法密刺。叩刺病变皮损区域，针面对准感觉异常区，沿患部边缘开始，做圆形呈螺旋状向中心区密刺，中度手法，每分钟叩击100次左右，表皮微出血。然后再在病变部位拔火罐，留罐10~15分钟，起罐后用消毒棉球擦去血迹，隔天一次，7次为一疗程，疗程间休息1周（图3-16）。

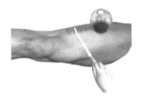

图 3-16　刺络拔罐法

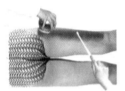

图 3-17　梅花针加走罐疗法

梅花针加走罐疗法

病变区消毒，用梅花针在病变区内自上而下排列式叩刺。中强度刺激，以局部皮肤发红，微见出血为度。再用玻璃罐做闪火法游走拔罐，以微有出血为度。隔天一次，5次为一疗程（图3-17）。

走罐法

患者平卧，暴露患部皮肤并用凡士林均匀涂敷。取中号玻璃火罐以闪火法吸住患处后，双手握住罐底，着力于后方，缓缓向前推动，一般先从膝盖上方股四头肌隆起处（即梁丘穴部），将罐推至腹股沟下沿，再向相反方向往下走罐至膝，来回5~10次，至患处皮肤潮红、间有明显紫黑色瘀点为度。4天一次，4次为一疗程（图3-18）。

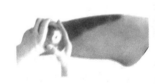

图 3-18　走罐法

四、注意事项

本病在治疗期间，应卧床休息，注意保暖，避免寒冷。

肱骨外上髁炎

一、概述

肱骨外上髁炎是一种肱骨外上髁处、伸肌总腱起点处的慢性损伤性炎症。因早年发现网球运动时易发生此种损伤，故俗称"网球肘"。本病在中医学中属于"痹证""肘痛""伤筋"范畴。

二、临床表现

本病多数无明显外伤史，起病缓慢，患者自觉肘关节外侧疼痛，疼痛有时可向上或向下放射，前臂旋转活动受限及疼痛加重，感觉手臂无力、酸胀不适、不愿活动，肘部外侧部多有局限性压痛点，有时压痛可向下放散，局部无红肿，休息后症状减轻，少数患者在阴雨天时自觉疼痛加重。

三、治疗

刺络拔罐法

取阿是穴。用三棱针迅速刺入半分至1分，随即迅速退出，以出血为度，然后拔罐，每3～5天一次，一般治疗3次，最好不要超过5次（图3-19）。

3

方法二

曲池、手三里、肘尖。先行针刺，用中等强度刺激，针后在患处用皮肤针轻轻叩刺，以皮肤微微出血为度。然后拔罐，每日或隔日治疗一次（图3-19）。

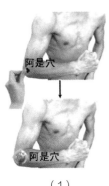

阿是穴

阿是穴

（1）

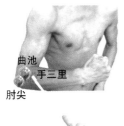

曲池
手三里
肘尖

（2）

图3-19　刺络拔罐法

梅花针叩刺后拔罐法

方法一

阿是穴。先用梅花针叩刺皮肤至微出血，后拔罐10分钟。起罐后，外敷丁香散（丁香、肉桂、片姜黄、玄胡各15g，冰片1.5g，共研细末。每取药末适量，用生姜汁调敷患处，外以胶布固定）。再在胶布外施以艾条灸，使局部产生温热舒适感。2～3日治疗一次，5次为一疗程（图3-20）。

方法二

选病变部位、尺泽、孔最、阿是穴。先用梅花针叩刺病变部位和其他穴位，至皮肤微出血，然后在尺泽、孔最、阿是穴上拔罐，留罐10～15分钟。每天或隔天一次，5次为一疗程（图3-20）。

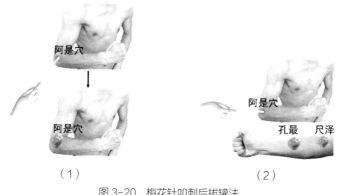

（1）　　　　　　　　　　　（2）

图3-20　梅花针叩刺后拔罐法

四、注意事项

　　本病配合针灸、按摩等方法可取得更佳的疗效。在治疗过程中，应积极配合功能锻炼，如手提重物、划桨、摇橹、拉皮筋、拉网、引体向上、爬杆、荡秋千等动作，同时注意不要做用力背伸的动作，并保暖，避免受寒凉刺激，以免加重症状。

肩关节周围炎

一、概述

　　肩关节周围炎简称肩周炎，是肩周肌、肌腱、滑囊及关节囊的慢性损伤性炎症。上述结构的慢性损伤主要表现为增生。粗糙及关节内、外粘连，从而产生疼痛和功能受限。后期粘连变得非常紧密，甚至与骨膜粘连，此时疼痛消失，但功能障碍却难以恢复。本病好发于40岁以上的中老年，女性多于男性，左侧多于右侧，亦可两侧先后发病。

二、临床表现

多为单侧发病，少数患者双侧同时发病。初期从肩部隐痛，发展到持续性疼痛。疼痛范围广泛，剧烈者呈刀割样，常可放射至臂部，昼轻夜重，夜间常可因睡眠体位不当而痛醒。白天常可因劳累、牵拉、碰撞、受寒等因素而肩痛加剧。肩关节活动受限且逐渐加重。患者常可因肩痛和活动受限失去正常梳头、穿衣、系腰带等基本生活自理能力，十分痛苦。后期可出现关节僵硬、运动功能丧失，出现肩部肌肉萎缩，尤以三角肌最为明显。

三、治疗

火罐疗法

风寒袭络选肩井、肩髃、肩髎、曲池、外关；筋脉失养选肩髃、肩髎、曲池、天宗、大杼，或肩井、肩贞、臂臑、外关（图3-21）。

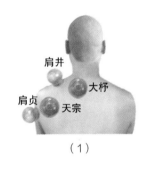 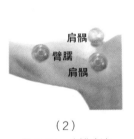 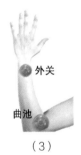

（1） （2） （3）

图3-21 火罐疗法

刺络拔罐法

 取肩关节周围阿是穴。用七星针叩打皮肤微出血，继而拔罐令瘀血流出5ml，隔天1次。严重者用锋钩针痛点挑刺，进针深度0.5cm，钩断粘连的纤维。后拔罐（图3-22）。

方法二

取穴病变局部、条口。在肩关节周围涂适量润滑油，拔罐，然后在疼痛范围内行走罐，至皮肤出现瘀血为止。后用三棱针点刺条口出血后，拔罐10分钟，拔出数滴或使皮肤出现红色瘀血为止，每周治疗一次，8次为一疗程（图3-22）。

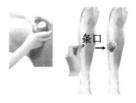

图 3-22　刺络拔罐法

放血拔罐法

方法一

交替取肩前（经外奇穴）、大椎穴。用三棱针迅速刺入穴位2～3分，随即退针使其出血，如血液不畅可于针孔周围按压。选肩井、肩俞、天宗、肩贞、天泉、大椎穴拔罐，且可走罐，每次治疗20分钟，2天一次，10日为一疗程（图3-23）。

方法二

取穴肩前、肩贞、肩井、臑俞、阿是穴。拔罐5～15分钟，待局部出现红晕或发绀后取下，用三棱针点刺使局部出血后再行拔罐，每罐出血量10～20ml，

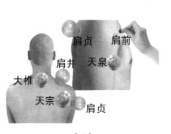

（1）　　　　　　　　（2）

图 3-23　放血拔罐法

每次取穴2~3个，3天一次，3次为一疗程，疗程间休3~5天（图3-23）。

四、注意事项

拔罐对本病疗效较好，若积极配合针灸、按摩、药物等疗法，则效果更佳。在治疗期间，应积极进行肩关节功能锻炼，如肩外展、肩外旋、肩上举、展旋等动作。保持双肩温暖，避免受寒，以加重症状或复发。

腱鞘囊肿

一、概述

腱鞘囊肿是指发生于关节和腱鞘附近的囊肿的一种病症，多附着于关节囊上或腱鞘内，可与关节腔、健鞘沟通。本病好发于青壮年，女性多见。中医学中称为"腕结筋""筋聚"等。

二、临床表现

囊肿常发生于腕背、足背，亦可发生在前臂，手腕的背侧及踝前，表面光滑，皮色不变，多呈半隆起，时大时小，初起与皮肤不相连，局部温度正常，肿块基底固定或可移，有囊性感，压痛轻微或无感觉。

三、治疗

梅花针叩刺后拔罐法

取穴囊肿局部。先用梅花针从囊肿中央向外环形施以重手法叩刺，令局部发红，并见点状微出血，然后拔罐，留罐10～15分钟。每日或隔日治疗一次（图3-24）。

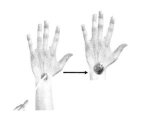

图 3-24　梅花针叩刺后拔罐法

四、注意事项

在进行拔罐时要求严格消毒，术后用无菌纱布包扎，以防伤口感染。治疗期间避免劳累以防复发。

膝关节疼痛

一、概述

本病相当于现代医学的膝关节风湿性关节炎、类风湿关节炎、增生性骨关节炎、良性关节痛、髌骨软化症、膝关节滑膜炎、关节腔积液等。属于中医学的"痹证"范畴。

二、临床表现

膝关节活动时疼痛，初起时，疼痛为发作性，后为持续性，劳累和夜间疼痛较重，上下楼梯时明显；膝关节活动受限，跑跳跪蹲均受不同程度的限制；关节活动时可有摩擦或弹响音，部分患者关节肿胀，有压痛。

三、治疗

刺络拔罐法

　　取穴内膝眼、外膝眼、阿是穴。常规消毒后，用三棱针点刺3~5下，然后拔罐5~10分钟，拔出瘀血1~3ml，起罐后擦净血迹。每周治疗2~3次，6次为一疗程（图3-25）。

梅花针叩刺后拔罐法

　　取穴内膝眼、外膝眼、阿是穴。用梅花针重叩内、外膝眼穴及关节疼痛局部，至皮肤出现点滴出血，拔血量1~5ml。每周治疗2~3次，8次为一疗程（图3-26）。

针后拔罐法

　　取穴内膝眼、外膝眼、鹤顶、阳陵泉、阴陵泉、阿是穴。用2~3寸毫针强刺激手法针之，得针感后拔罐10~15分钟至皮肤出现红色瘀血为止。每周治疗2~3次，6次为一疗程（图3-27）。

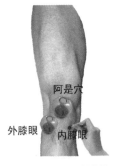 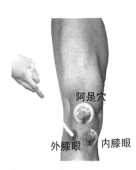 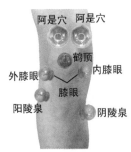

图 3-25　刺络拔罐法　　　　图 3-26　梅花针叩刺后拔罐法　　　　图 3-27　针后拔罐法

四、注意事项

　　拔罐止痛疗效迅速，但原发病应坚持拔罐及配合其他药物治疗，在治疗期间要注意防寒保暖，适当运动。

足跟痛 ⌒⌒

一、概述

足跟痛是由于急性或慢性损伤引起足跟着力部分以疼痛为主的病证。本病多见于老年人。本病在中医学中属"痹证""肾虚"范畴。

二、临床表现

主要表现为行走或站立时足跟疼痛、局部压痛。

跟骨骨刺引起者为退行性病变，多为慢性起病，晨起疼痛，休息后行走时疼痛较重（始动痛），行走片刻可减轻，行走过久疼痛可加剧，休息后好转，触诊有时可触及跟骨骨性突起，X光片可协助诊断。

跟骨滑囊炎引起者行走、站立或剧烈运动疼痛加重，局部可轻度肿胀，触诊有时可触及捻发音。

跟垫炎引起者常因跟部被硬物硌伤或长期受压引起，表现为跟痛，肿胀，压痛较浅。

骨折引起者常有受伤史，伤后出现足跟疼痛、肿胀、瘀斑，压痛明显，严重者可有足部畸形，X线片可明确诊断。

三、治疗

刺络拔罐法

取穴承山、太溪、漏谷、昆仑、涌泉、照海、阿是穴。先用三棱针点刺诸穴，其中阿是穴用密刺，至皮肤微出血后拔罐15～20分钟。起罐后用艾条温和灸阿是穴10分钟。隔日治疗一次，10次为一疗程。疼痛缓解后，可减少穴位，但阿是穴每次必取（图3-28）。

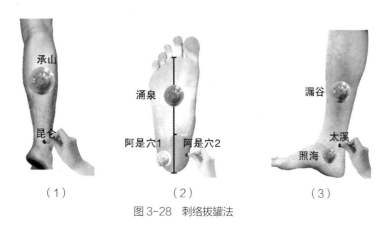

图3-28 刺络拔罐法

四、注意事项

本病在治疗的同时，可配合补肾的药物，如六味地黄丸。宜穿软底鞋或在患侧放置海绵垫。局部每天可热敷或用温水浸足。

肋软骨炎

一、概述

现代医学称之为肋软骨痛性非化脓性肿胀（TS），好发于青壮年，且女性多于男性。属中医学骨痹范畴。

二、临床表现

多发于女性，好发部位为第2～4肋软骨，尤以第2肋软骨最为常见。患处局部隆起，结块，质硬，疼痛，呈钝痛，压痛明显，但不化脓。深呼吸、咳嗽或积压胸壁时疼痛加剧，严重者患侧上肢活动困难。时有胸闷憋气，休息或侧卧时疼痛可缓解。

三、治疗

刺络拔罐法

选穴：大椎、阿是穴；身柱、阿是穴。先用三棱针点刺，后拔罐，留罐10分钟，每次选一组，每天一次，10次为一疗程（图3-29）。

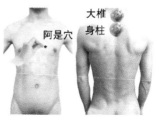

图3-29 刺络拔罐法

七星针刺加拔罐疗法

主穴：阿是穴。配穴：大椎、膻中。常规消毒后用七星针轻叩局部，再行拔罐。留罐时间10～15分钟。辅以桃红四物汤。穴位注射：阿是穴。曲安奈德10mg，加入1%普鲁卡因2ml混合后注入阿是穴。隔天一次（图3-30）。

围刺加拔罐疗法

患者仰卧或侧卧，充分暴露患处，在软骨压痛敏感区即阿是穴四周常规消毒，用1寸毫针多针浅斜刺，一般4～8针，施捻转手法使患者有酸胀感，留针25分钟，取针后加拔火罐于疼痛处，留针10分钟。7日为一疗程（图3-31）。

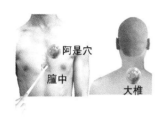

图3-30 七星针刺加拔罐疗法

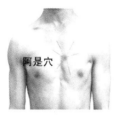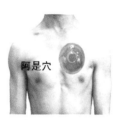

图3-31 围刺加拔罐疗法

四、注意事项

拔罐对于本症可取得一般的临床疗效，如配合外敷中药治疗则效果较佳。患者在治疗期间应注意休息，劳逸适度，避免扭、闪、碰、撞等伤害性动作，并要避免寒凉刺激，以免症状加重或复发。

强直性脊柱炎

一、概述

强直性脊柱炎是指一种原因尚不明确的，以脊柱为主要病变部位的慢性疾病。病变主要累及骶髂关节，引起脊柱强直和纤维化，造成弯腰活动障碍，并可有不同程度的眼、肺、心血管、肾等多个器官的损害。属中医学骨痹、肾痹等范畴。

二、临床症状

本病常见于16～40岁青壮年，以男性多见。本病起病比较隐袭，进展缓慢。常有腰痛或不适。其发生率在90%左右，常为隐痛，并难以定位。患者常觉得疼痛部位在臀部肌肉深处，疼痛严重者位于骶髂关节，有时可放射到髂骨或大腿背侧，疼痛可因咳嗽、喷嚏或其他牵扯腰背的动作而加重，夜间疼痛可影响睡眠，休息不能缓解，活动反而能使症状改善。晨僵是常见的症状，患者早起腰部僵硬，活动后才可以减轻，病情严重时可持续全日。肌腱、韧带骨附着点炎症为强直性脊柱炎的特征性病理变化。患者可出现胸痛，咳嗽或喷嚏时加重，一部分人在病程中还可出现足跟痛。外周关节症状：受累部位以踝、膝、髋等下肢关节为多见，也可累及肩、腕等上肢大关节，指、趾等末梢小关节受累较少见，此关节肿胀疼痛以不对称为特征。

三、治疗

刺络拔罐法

　　取督脉大椎至腰俞诸穴，足太阳膀胱经大杼至白环俞诸穴。重点在大椎、命门、腰阳关、肾俞、大肠俞、关元俞、膀胱俞、中膂俞及病变部位附近的胞肓、秩边。患者俯卧位，常规消毒，用梅花针先在上述经脉部位从上至下连续叩刺，落针稳，起针快，轻重均匀，叩成三条直线至皮肤潮红。再选4~6个重点穴位行重叩手法至皮肤微出血，最后选择大小合适的玻璃罐每经各拔4~6个穴位，留罐10~15分钟，起罐后用棉球擦净出血。症状改善后及巩固治疗时，梅花针叩刺用中、轻手法至皮肤潮红即可，拔罐后可不出血。隔天一次，10次为一疗程，疗程间隔5日（图3-32）。

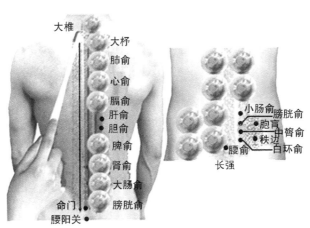

图3-32　刺络拔罐法

梅花针叩刺后拔罐法

　　取穴阿是穴、华佗夹脊、大椎、身柱、腰俞、肾俞、委中。用梅花针叩刺患椎及委中出血，然后诸穴拔罐并留罐15～20分钟。每天一次（图3-33）。

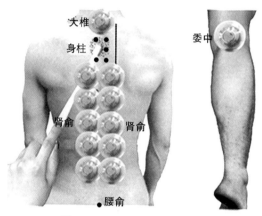

图3-33　梅花针叩刺后拔罐法

四、注意事项

本病病程长，应坚持治疗，积极配合药物治疗及其他疗法。

第四章

内科疾病拔罐疗法

高血压

一、概述

原发性高血压病是指迄今尚未阐明其原因的动脉血压升高。目前临床医学中有96%～99%的高血压病例具有血压升高原因不明的特点，是原发性高血压病。而因服用药物（如甘草和甘珀酸、某些非固醇类抗风湿药、某些激素类避孕药等）导致血压升高、妊娠性高血压、患器质性疾病（如肾脏疾患：肾肿瘤、肾炎、肾衰、原发性醛固酮增多症、嗜铬细胞瘤）等凡是能找到血压升高原因的高血压病都叫作继发性高血压病。原发性高血压病不仅在中国，在世界也是一种常见性疾病。中医学无高血压病名，但"眩晕""头痛"等病证的描述与高血压病的一般临床症状相近。而高血压病患者发生心、脑、肾并发症进行中医诊断时，则可分别归于"心悸""胸痹""中风""水肿"等病证中进行辨病辨证治疗。

二、临床表现

收缩压≥140mmHg和（或）舒张压≥90mmHg，即诊断为高血压。

本病按起病缓急和病程进展，可分为缓进型和急进型，以缓进型多见。

1. 缓进型

起病缓慢，主要表现为头晕，头痛。早期多无症状，偶尔体检时发现血压增高，或在精神紧张、情绪激动或劳累后感头晕、头痛、眼花、耳鸣、失眠、乏力、注意力不集中等症状，可能系高级精神功能失调所致。早期血压仅暂时升高，随病程进展血压持续升高，脏器受累。

2. 急进型

多急骤起病，血压急骤升高，伴有剧烈头痛、视力障碍、恶心、呕吐、抽搐、昏迷、一过性偏瘫、失语等。

3. 高血压病的特殊临床表现

（1）高血压脑病：因血压骤升、脑血管痉挛、颅内压增高出现剧烈头痛、眩晕、眼花、肢体麻木、精神错乱、恶心、呕吐、抽搐甚至昏迷，或暂时性偏瘫，半身感觉障碍，失语。

（2）高血压危象：因全身细小动脉暂时性强烈痉挛，导致血压急剧升高，出现剧烈头痛、耳鸣眼花、恶心、呕吐、心悸、暂时性失眠，甚至出现肺水肿、心绞痛。

三、治疗

刺络拔罐法

主穴取百会、太阳、大椎、曲池、委中。肝火亢盛型加太冲、行间；阴虚阳亢型配太溪、太冲；阴阳两虚型配肝俞、肾俞、足三里；痰湿壅盛型配丰隆、内关；气血两虚型配足三里、血海。常规消毒后，用三棱针点刺穴位0.2～0.3cm，部分穴位点刺后拔罐，每次3～4穴，放血总量10～30ml。每周2次，10次为一疗程（图4-1）。

刺血拔罐法

方法一

取大椎、百会、十宣、委中、太阳、降压沟。绷紧皮肤，刺手拇食中三指持三棱针，呈握笔状，露出针尖，刺手用腕力迅速、平稳、准确地点刺穴位，深度1～2分，大椎、太阳点刺出血加拔罐，百会、十宣、降压沟点刺挤压出血，委中点刺静脉缓慢放血，放血量10～15ml。每天一次（图4-2）。

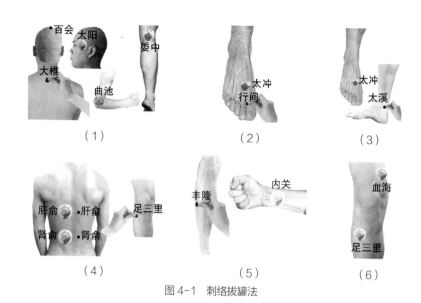

（1）　　　　　　　　　　（2）　　　　　　　　　（3）

（4）　　　　　　　　　　（5）　　　　　　　　　（6）

图4-1　刺络拔罐法

方法
二

　　　用三棱针迅速点刺大椎穴，拔大号罐，以抽紧为度，出血10～20ml；再点刺耳尖、耳背降压沟，出血数滴。隔天一次，3次为一疗程（图4-2）。

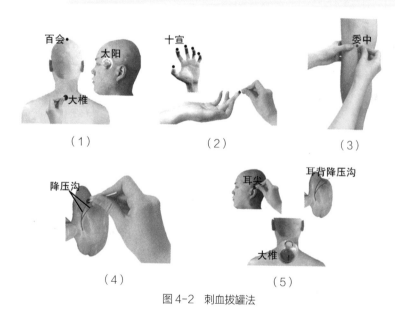

（1）　　　　　　　　　　（2）　　　　　　　　　（3）

（4）　　　　　　　　　　　　　　　（5）

图4-2　刺血拔罐法

方法三

取大椎穴，先拔一火罐，10分钟后取下，在拔罐处留下的印迹中，用医用采血针快速均匀点刺6～12下，再在原位拔一火罐，留罐10分钟，出血2～8ml。每天一次，5次为一疗程（图4-2）。

梅花针叩刺后走罐法

选穴肝俞（双）至肾俞（双）。先用梅花针从肝俞叩刺至肾俞，从左至右叩刺3～5遍，再以凡士林涂于罐口和皮肤，按上述循序走罐，至皮肤出现紫红色为度。再在肝俞、肾俞穴上各闪罐4～5下，3日治疗一次（图4-3）。

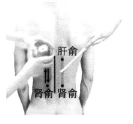

图4-3　梅花针叩刺后走罐法

四、注意事项

已服降压药者，拔罐时不要突然停药，应逐渐减量减次。本法有较好的降压效果，在治疗期间，避免情绪波动，注意休息，饮食宜清淡，保持大便通畅，严重的高血压患者应配合中西药治疗。

冠心病

一、概述

冠状动脉粥样硬化性心脏病简称冠心病，是指冠状动脉粥样硬化导致的心肌缺血、缺氧而引起的心脏病。本病多发生于40岁以上，男性多于女性，以脑力劳动者为多，在欧美国家，本病为最常见的一种心脏病。我国近年来有增加的趋势。冠心病由于病变的部位、范围及程度不同，分为隐匿型冠心病、心绞痛、心肌梗死、心肌纤维化、猝死。常见的有隐匿型冠心病、心绞痛、心肌梗死。冠心病在中医学中属"胸痹""心痛""真心痛"等病的范畴。

二、临床表现

临床表现主要取决于受累心脏缺血的部位、范围、程度，常因过度劳累、情绪激动、饱食、受寒等诱发。可分为无症状性心肌缺血、心绞痛、心肌梗死、缺血性心肌病和猝死。临床可无任何症状，但静息或活动或负荷时心电图可见异常；当冠状动脉管径狭窄达75％以上时，则可产生心绞痛，表现为阵发性前胸部压榨性疼痛感觉，可向心前区和左上肢尺侧放射；或表现为心肌梗死，出现持久的胸骨后剧烈头痛，心悸，心律失常，休克，心衰，甚至猝死。轻者胸闷气憋，重者则胸痛，或胸痛彻背，或突然剧痛，面色苍白，四肢厥冷，大汗淋漓，脉微欲绝。心电图、冠脉造影等方法可辅助诊断。

三、治疗

刺络拔罐法

方法一

取穴分2组。一为肩井、大杼、神道、心俞、脾俞；二为灵台、厥阴俞、肝俞、内关、中脘。每次选一组，每天或隔天一次（图4-4）。

方法二

选穴：至阳、心俞、巨阙、膻中、膈俞。当心绞痛发作时取至阳，用三棱针速刺出血，后拔罐至至阳上，留罐5分钟。亦可取上穴用单纯拔罐法，留罐10分钟（图4-4）。

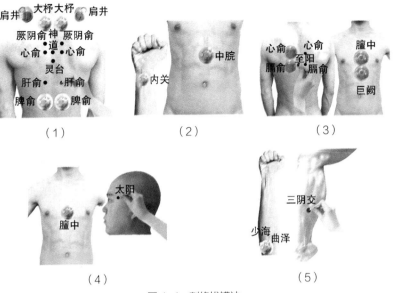

图4-4 刺络拔罐法

方法三

　　选穴：太阳、曲泽、三阴交、少海、膻中。先用三棱针点刺以上诸穴，每穴点刺3~5下，最好选择穴位附近的脉络瘀阻处进行点刺。然后选择大小适当的罐，拔罐10~15分钟，每穴拔出1~3ml血液为度。每周治疗一次，7次为一疗程（图4-4）。

针罐法

方法一

　　取穴分2组：侠白、孔最、内关；风池、大杼、肩井、心俞、肝俞、侠白、尺泽、内关。先用毫针针刺后拔罐5~10分钟，或用梅花针叩刺后拔罐，至皮肤潮红为度。一般用第一组，痛发作时用第二组，同时口服硝酸甘油片以缓解疼痛。每天或隔天一次（图4-5）。

方法二

选穴：心俞、厥阴俞、曲泽、郄门、内关。用毫针刺入得气后留针，再拔罐5～10分钟。每天或隔天一次，10次为一疗程（图4-5）。

方法三

选穴：心俞、厥阴俞、灵台、至阳或巨阙、内关、郄门、少海。任选一组。先用毫针针刺，采用捻转补法或平补平泻的手法，取得针感后，立即用闪火罐法将准备好的火罐拔于此，留罐10～15分钟，待皮肤出现红色瘀血为度。每周治疗2次，8次为一疗程（图4-5）。

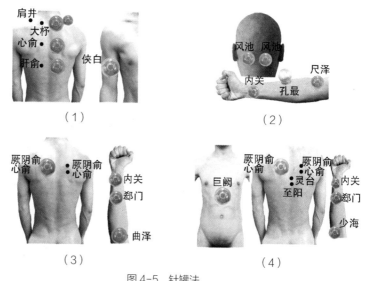

图4-5　针罐法

四、注意事项

病情较重出现心肌梗死或心衰时，应卧床休息，并配合中西医结合治疗，也可在严密观察下配合拔罐疗法。治疗期间，注意休息，避免劳累和情绪波动，饮食宜清淡并忌烟酒。

低血压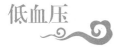

一、概述

低血压是指动脉血压低于96mmHg（65岁以上老人低于100mmHg）而言。临床一般分为原发性低血压、直立性低血压和症状性低血压三类。原发性低血压者可无症状，也可有头晕眼花、健忘、乏力、耳鸣，甚至晕厥等症状；直立性低血压者由卧、坐、蹲位突然起立或长时间站立后可出现上述症状，恢复原来体位或平卧后症状可改善；症状性低血压，多伴有原发病的临床表现。本病在中医学中属于"眩晕""虚劳""晕厥"等范畴。

二、临床表现

急性低血压主要表现为晕厥与休克。慢性低血压见面色萎黄、消瘦、头痛、眩晕、耳鸣、心慌、乏力、气短、脸色苍白、手足发凉、自汗、健忘等症，严重者可见视力、听力下降、四肢厥冷、心悸、呼吸困难、共济失调、发音含糊、经常跌倒出现骨折、甚至昏厥。

三、治疗

刺络拔罐法

选穴大椎、心俞、脾俞或肝俞、身柱、肾俞。先用三棱针点刺，每次选用1组，然后拔罐，留罐15分钟。每天或隔天一次（图4-6）。

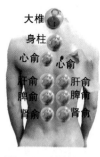

大椎
身柱
心俞　心俞
肝俞　肝俞
脾俞　脾俞
肾俞　肾俞

图 4-6　刺络拔罐法

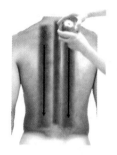

图 4-7　走罐法

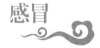
走罐法

取背部、腰、骶部督脉及膀胱经穴，涂上润滑液后，将玻璃罐用闪火法拔罐，上下走罐每条经10～30次。辨证加取背部穴位用闪罐、摇罐或烫罐。1～2天一次（图4-7）。

四、注意事项

症状性低血压者应积极治疗原发病。

感冒

一、概述

感冒又称伤风，是由病毒或细菌引起的急性上呼吸道炎症。一年四季均可发病，但以春冬季及气候骤变时多发。主要临床表现为恶寒（恶风）、发热（体温一般不超过39℃）、鼻塞、流涕、喷嚏、声重、头痛、咽痛、咳嗽、全身酸痛、乏力、食欲减退等。如在一个时期内广泛流行，症状多类似，称为时行感冒。本病在中医学中属于"伤风""感冒"范畴。

二、临床表现

普通感冒起病较急，早期症状有咽部干痒或灼热感、喷嚏、鼻塞、流涕，开始为清水样鼻涕，2～3天后变稠，可伴有咽痛，一般无发热及全身症状，或仅有低热、头痛。一般经5～7天痊愈。

流行性感冒起病急，潜伏期为数小时至4天，一般为1～2天；高热，体温可达39～40℃，伴畏寒，一般持续2～3天；全身中毒症状重，如乏力、头痛、头晕、全身酸痛；持续时间长，体温正常后乏力等症状可持续1～2周；呼吸道症状轻微，常有咽痛，少数有鼻塞、流涕等；少数有恶心、呕吐、食欲不振、腹泻、腹痛等。有少数患者以消化道症状为主要表现。

三、治疗

火罐疗法

取穴为大椎、风门、肺俞。患者取坐位或卧位，选择大小适宜的火罐，用闪火法、贴棉法或架火法等方法，将罐拔于穴位上，根据所拔罐的负压大小及患者的皮肤情况留罐10～15分钟。每日或隔日一次（图4-8）。

风寒证选取风池、风门、外关，风池毫针刺，余穴拔罐10～20分钟。风热证选取风池、尺泽、大椎穴，用三棱针点刺大椎穴，再拔罐5～10分钟，风池毫针刺，余穴拔罐。暑湿证选取大椎、曲池、委中、阴陵泉、足三里，先用三棱针点刺大椎和委中，再在两穴上拔罐5～10分钟，余穴拔罐5～10分钟。以上均为每天一次（图4-8）。

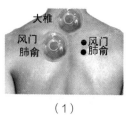

（1）

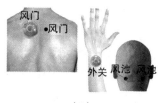

（2）

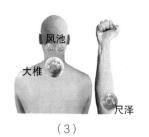

（3）

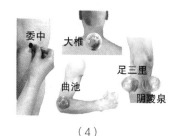

（4）

图4-8　火罐疗法

刺络拔罐法

　　取穴为大椎、风门、肺俞、风池。患者取坐位或俯卧位，将所选穴位进行常规消毒，用三棱针点刺每穴3～5下，风池挤血3～5滴，余穴拔罐，在负压的作用下，拔出少许血液，一般每穴出血8～10滴为宜。起罐后擦净皮肤上的血迹，每日一次（图4-9）。

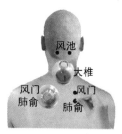

图4-9　刺络拔罐法

走罐法

方法一

　　在患背上涂少许香油，用闪火罐拔于大椎穴，后将罐由大椎穴沿督脉向下拉至腰部后起罐；再分别在督脉两侧各旁开1.5、3寸的膀胱经上，由肩部向下拉至腰部后起罐，用3～5次。在大椎、肺俞穴各点刺2～3下，用大号罐拔20分钟。隔天一次（图4-10）。

方法二

　　取穴为背部足太阳膀胱经穴。令患者俯卧或俯伏坐位，光露背部，沿着膀胱经的循行线抹上麻油。然后取中号火罐1只，用闪火法将罐吸在患者背部，沿足太阳膀胱经循行线上下来回走罐多次，直到循行线上的皮肤出现潮红为度。四条循行线均应走罐。接着把罐停在大椎穴上，留罐5分钟，最后用草纸把麻油擦净，每日一次（图4-10）。

方法三

　　患者取俯卧位，充分暴露背部，用适量凡士林均匀涂于背部皮肤。根据患者的体形选择大小适宜、罐口光滑的玻璃火罐，以闪火法使之吸负于背部皮肤，注意罐内负压要适中，负压过大则火罐移动困难，过小则易于脱落。一罐从左大杼穴处拔罐，沿左侧膀胱经循行部位自上而下至大肠俞，再自下而上地反复推移3~5遍，动作要慢，用力要均匀，使皮肤充血呈紫红色，后在肺俞穴处留罐。二罐从右大杼穴处，同上法操作，留罐10~20分钟后起罐。再在大椎穴拔罐，后再留罐，或向下走罐，后再留罐。每天一次。体温在38~39℃者加三棱针点刺大椎出血，针外关、曲池、用泻法；咽喉肿痛重者，加刺少商穴出血（图4-10）。

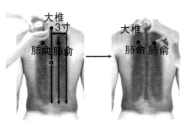

（1）

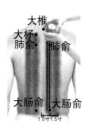

（2）

图4-10　走罐法

四、注意事项

拔罐法治疗感冒，临床效果较好，如感冒初起进行拔罐，一般一次可获痊愈。如感冒症状较重者，拔罐1～3次也会明显好转或痊愈。个别效果不显者应及时配合其他疗法治疗，以免延误病情。拔罐时要注意室内温度，风寒感冒的患者在拔罐留罐期间，要注意保暖，或覆被以助发汗之功效。也可同时服用解表药和姜糖水。不论风寒、风热患者均可配合药物治疗，并要加强体育锻炼，以增强抗病能力。

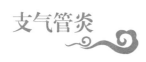

支气管炎

一、概述

支气管炎有急、慢性之分。急性气管–支气管炎是指病毒或细菌感染、物理和化学因子刺激或过敏反应等对气管、支气管黏膜所造成的急性炎症。慢性支气管炎是由于感染或非感染因素引起的气管、支气管黏膜及其周围组织的慢性非特异性炎性变化，黏液分泌增多。本病属于中医学的"咳嗽""痰饮""咳喘"范畴。

二、临床表现

急慢性支气管炎临床均以咳嗽为主要症状，常伴咳痰、呼吸困难、喘鸣（呼吸短促）、发热、胸部疼痛，有时疲劳乏力。若黏液分泌物在较大支气管时，可有粗糙的干性啰音，咳痰后可消失。水样分泌物积留在小支气管时，则在肺底部听到湿性啰音。有时可闻及哮鸣音。急性支气管炎发病急骤，病程短。慢性支气管炎发病缓慢，病程长，每年发作持续3个月，连续2年或以上，并能排除心、肺其他疾患而反复发作，可诊断为慢性支气管炎。

三、治疗

刺络拔罐法

　　取穴大杼、曲池、风门、肺俞、尺泽、鱼际。先用三棱针点刺，以微出血为度，后进行拔罐，留罐15～20分钟，每天或隔天一次（图4-11）。

梅花针配火罐疗法

　　取穴肺俞、心俞、肾俞、膈俞、定喘、脾俞、中府、云门、膻中。叩刺至潮红，每天1次；刺毕用闪火法拔火罐5分钟，隔天一次。7日为一疗程（图4-12）。

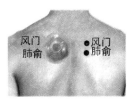

图4-11　刺络拔罐法

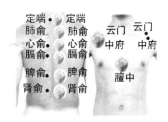

图4-12　梅花针配火罐疗法

走罐法

　　胸骨两侧中心上下2.5～3寸各旁开两横线（共4条线成弧形）；背部脊椎（与胸骨相对应部位）两侧各旁开1.5寸和2.5寸（共4条线）。先在胸骨部由外向内横向（每条线）走罐各4遍；再在背部脊椎旁每条线由上至下各走罐4遍。均至皮肤发红为度。每天一次，5次为一疗程（图4-13）。

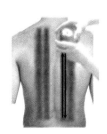

图4-13　走罐法

四、注意事项

急性支气管炎应急时治疗，以防转为慢性。慢性支气管炎较为顽固，常迁延难愈，宜采用多种方法坚持长时间综合治疗。也可采用冬治"三九"、夏治"三伏"方法，每年治疗2次。经常参加体育锻炼，增强体质，避免过劳，注意保暖，防止感冒，戒除烟酒，可防止本病的复发。

肺炎

一、概述

肺炎是由多种病原体（如细菌、真菌、病毒、寄生虫等）引起的肺实质的炎症，其他如放射线、化学、过敏因素等亦能引起肺炎。临床主要症状为寒战、高热、咳嗽、咯痰、胸痛等。本病属中医风温、咳嗽、肺热病、肺炎喘嗽等病证范畴。

二、临床表现

起病前常有受凉淋雨、疲劳、上呼吸道感染等，起病多急骤，高热，寒战，体温迅速上升至39~40℃，胸痛，咳嗽，呼吸困难及咳痰。常伴见恶心，呕吐，周身不适和肌肉疼痛等症状。咳嗽一开始可能无痰，但一般逐渐变成带脓性，血丝或"铁锈"痰液。

三、治疗

火罐法

方法一

取穴大椎、身柱及肺部听诊时啰音较明显的相应区，患侧肩胛区及侧胸区稍下端。采用单纯拔罐法。留罐3~10分钟，隔日治疗一次（图4-14）。

方法二

取穴以背部、胸部的穴位为主，重点为大椎、身柱、肺俞。采用单纯拔罐法。拔罐时，最好能在背部及胸部听到啰音较明显的相应区域上拔罐，每次拔4~5个穴位，留罐15~25分钟。隔天一次（图4-14）。

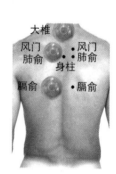

图4-14　火罐法

方法三

取穴大椎、身柱、肺俞、风门、膈俞。采用单纯拔罐法。留罐5~7分钟，每日治疗一次，连拔3日（图4-14）。

刺络拔罐法

方法一

取穴分3组。一为风池、大杼、合谷；二为身柱、膈俞、内庭；三为肺俞、曲池、足三里。采用刺络拔罐法。风池、内庭挤出少量血，余穴留罐15~20分钟。每次选一组穴，交替使用。每天一次，10次为一疗程（图4-15）。

　　取穴大杼、身柱、肺俞、孔最、肺部啰音相应区。先在应拔部位用三棱针点刺，以微出血为度，然后进行拔火罐，留罐5~10分钟。每天或隔天一次。起罐后，随证选用下列外敷方药。①栀黄散：栀子30g，雄黄9g，细辛6g，桃仁、杏仁各15g。共研细末，用米醋调成稠糊状，敷于肺俞和肺部啰音相应区。要经常保持药物湿润，如干燥，再用醋调湿后再敷。适用于痰鸣长久，迁延不愈的各种类型的肺炎。②麻杏石膏散：麻黄、杏仁、生甘草各9g，生石膏、鱼腥草各30g，大青叶、葶苈子、桑白皮各15g。共研细末，每取适量，用米醋调成稠糊状，分别外敷于肺俞、肺部啰音相应区和肚脐上。要经常保持药层湿润，如干燥，再用醋调湿再敷，适用于急性肺炎（肺热咳喘型）。均为每日换药一次（图4-15）。

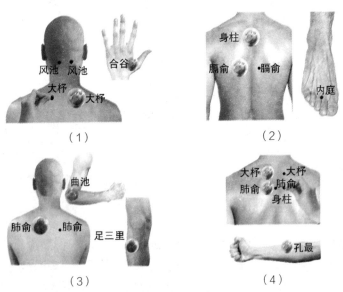

（1）　　　　　　　　　（2）

（3）　　　　　　　　　（4）

图4-15　刺络拔罐法

四、注意事项

本病在治疗期间要注意休息，避免受凉，同时配合中西药物治疗。

支气管哮喘

一、概述

支气管哮喘简称哮喘，为常见的发作性、肺部过敏性疾病。发作一般有季节性。大多在支气管反应性增高的基础上由变应原或其他因素引起不同程度的弥漫性支气管痉挛，黏膜水肿，黏液分泌增多及黏膜纤毛功能障碍等变化。临床特点为发作性胸闷、咳嗽或典型的以呼气为主的伴有哮鸣音呼吸困难，可经平喘药物或自行缓解。本病属于中医学的"哮""喘""痰饮"病范畴。

二、临床表现

症状有咳嗽、喘息、呼吸困难、胸闷、咳痰等。典型的支气管哮喘表现：发作性伴有哮鸣音的呼气性呼吸困难。严重者可被迫采取坐位或呈端坐呼吸，干咳或咯大量白色泡沫痰，甚至出现发绀等。哮喘症状可在数分钟内发作，经数小时至数天，用药或自行缓解。早期或轻症的患者多数以发作性咳嗽和胸闷为主要表现。这些表现缺乏特征性。哮喘的发病特征有4个。①发作性：当遇到诱发因素时呈发作性加重。②时间节律性：常在夜间及凌晨发作或加重。③季节性：常在秋冬季节发作或加重。④可逆性：平喘药通常能够缓解症状，可有明显的缓解期。成人及小儿均可发病。

三、治疗

刺络拔罐法

取膻中、大椎、定喘、肺俞（双）、膈俞（双）、心俞（双）、脾俞（双）、肾俞（双）。上穴随机分为两组，交替使用。儿童与体质虚弱及虚证患者用皮肤针叩刺，较轻的刺激量，用闪火法迅速在刺激部位拔火罐，微出血即可；青壮年或体质较好及实证患者，用三棱针在穴位上用力点刺3～5下，然后迅速用闪火法拔火罐，出血3～5ml，或5～10分钟血凝为度。5次为一疗程，疗程间隔7日（图4-16）。

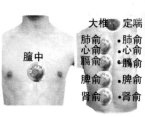

图4-16 刺络拔罐法

梅花针叩刺加拔罐疗法

方法一

患者仰卧，用梅花针叩刺胸部，沿胸正中线从天突叩至鸠尾穴，然后在胸正中线至两侧腋前线之间的肋间隙进行均匀叩刺，从中间到两边，从上到下。在叩刺部位拔火罐，天突叩至鸠尾穴上拔3个，两旁锁骨中线各拔4个，两旁腋前线各拔4个，10～20分钟。隔天1次，10次为一疗程，疗程间隔3日（图4-17）。

方法二

取穴肺俞、心俞、肾俞、膈俞、定喘、脾俞、中府、云门、膻中。叩刺至潮红，每天一次；刺毕用闪火法拔火罐5分钟，隔天一次，7日为一疗程（图4-17）。

用梅花针重叩双侧定喘、大椎、风门、肺俞、肩井等穴，使针眼略有血液渗出；轻叩风池、大杼、心俞、脾俞、肾俞、大肠俞等穴。然后，用多罐法在上述穴位上加拔火罐，在重叩处吸出血液，用消毒棉球擦净血液。每日治疗一次；症状缓解后，2天一次，用中等度或轻度叩刺拔火罐，14次为一疗程。亦可配用体针天突、膻中、曲池、丰隆、足三里等穴；耳针（或耳压）肺、肾、内分泌、肾上腺、神门等穴。治疗1~2疗程（图4-17）。

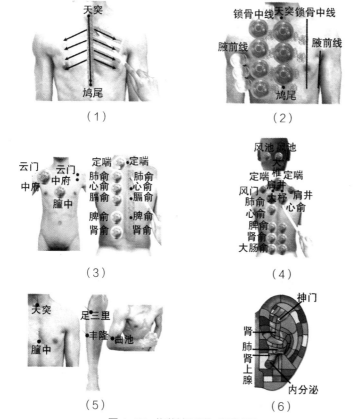

图4-17　梅花针叩刺加拔罐疗法

四、注意事项

哮喘发作期，可配合药物治疗，缓解期注意温度防止诱发。治疗过程中，避免接触过敏原。平时注意锻炼身体，增强抗病力，饮食宜清淡，忌肥甘厚味，戒烟酒。

胃炎

一、概述

胃炎即为胃黏膜的炎症。胃炎是指任何病因引起的胃黏膜炎症。按临床发病缓急，一般可分为急性胃炎和慢性胃炎。急性胃炎是指各种原因所致的急性胃黏膜炎性变化，是一种自限性疾病。慢性胃炎是指由于不同病因引起的胃黏膜慢性炎症或萎缩性病变。急性胃炎表现为贲门和胃体部黏膜的中性粒细胞浸润。慢性胃炎常有一定程度的萎缩（黏膜丧失功能）和化生，常累及贲门，伴有G细胞丧失和胃泌素分泌减少，也可累及胃体，伴有泌酸腺的丧失，导致胃酸、胃蛋白酶和内源性因子的减少。

二、临床表现

急性胃炎发病急骤，轻者仅有食欲不振、腹痛、恶心、呕吐；严重者可出现呕血、黑便、脱水、电解质及酸碱平衡紊乱，有细菌感染者常伴有全身中毒症状。

慢性胃炎缺乏特异性症状，症状的轻重与胃黏膜的病变程度并非一致。大多数患者常无明显症状或有不同程度的消化不良症状，如上腹隐痛、食欲减退、餐后饱胀、反酸等。

三、治疗

刺络拔罐法

选穴大椎、脾俞、胃俞或身柱、中脘、胃俞。先用三棱针点刺以上诸穴后，拔罐10分钟。隔天一次（图4-18）。

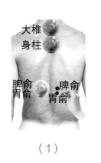

（1）

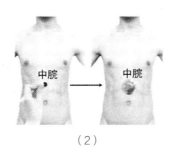

（2）

图4-18　刺络拔罐法

针罐法

取中脘穴，随证加减。肝胃不和者配期门、肝俞、足三里；脾胃虚寒者配三阴交、脾俞、肝俞、胃俞；肝肾阴虚者配太冲、涌泉；气滞血瘀者配期门、肝俞、膈俞、脾俞；痰湿中阻者配天枢、丰隆、脾俞。取75mm毫针，快速刺入皮下，轻捻缓进，待患者感到局部酸、沉、胀，并向下行至少腹，医者感到针下沉紧，如鱼吞钩饵，然后留针拔罐；10分钟起罐取针，再行套罐10分钟。除气滞血瘀配期门用三棱针刺血拔罐外，其余穴位均用毫针刺法，平补平泻，隔天一次，7次为一个疗程（图4-19）。

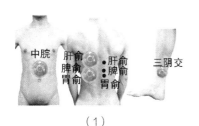

（1）

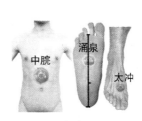

（2）

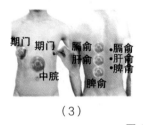 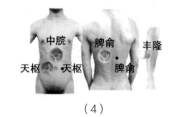

（3）　　　　　　　　　　（4）

图4-19　针罐法

四、注意事项

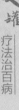

本病病程较长，应坚持治疗，达到最终治愈。治疗期间保持心情舒畅，饮食要有规律，宜清淡易消化饮食。对有萎缩性胃炎者，可长期服用酸牛奶及酸性食物，有助于萎缩性胃炎的治疗。

胃：十二指肠溃疡

一、概述

胃与十二指肠溃疡又称消化性溃疡病。由于溃疡的形成和发展与酸性胃液、胃蛋白酶的消化作用有密切关系，所以称为消化性溃疡。因为溃疡主要发生在胃与十二指肠（88%～99%），故又称胃与十二指肠溃疡。本病为常见病、多发病，总发病率占人口的10%～12%。可发生于任何年龄，但青壮年为多，男性多于女性，两者之比约为3：1，若防治不当可引起大出血、胃穿孔或幽门梗阻等严重并发症。本病属于中医学的"胃痛""胃脘痛""心下痛"等症的范畴。

二、临床表现

消化性溃疡患者常具有以下临床表现。

（1）上腹痛为主要症状，可为钝痛、灼痛、胀痛或剧痛，也可仅为饥饿样不适感。胃溃疡患者疼痛多为进食后加重，十二指肠溃疡患者疼痛多为进食后缓解。

（2）可见其他胃肠道症状及全身症状，如嗳气、反酸、胸骨后烧灼感、流涎、恶心、呕吐、便秘等。

（3）上消化道出血，这是消化性溃疡最常见的并发症。最多见的表现为黑便，少数患者可以有呕血。呕血者往往伴有黑便，而黑便不一定伴有呕血。另外患者还可以有与出血有关的其他表现，如口渴、冷汗、手脚冰冷、头晕、昏厥、心悸、低血压等。出血量过大者可以危及生命。

三、治疗

火罐法

选穴上腹部和背部穴位。如上脘、中脘、梁门、幽门、脾俞、胃俞、肝俞。用单纯拔罐法，留罐10～15分钟。每天一次（图4-20）。

选穴大椎、上脘、脾俞、身柱、胃俞、中脘。每次选用一组穴位，用单纯火罐法。留罐10～15分钟。隔天一次（图4-20）。

选穴中脘、天枢、关元。每次施行闪罐20～30下，然后留罐10分钟，每天一次，待症状缓解后隔天一次（图4-20）。

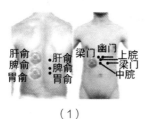 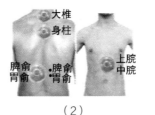 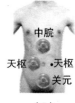

（1） （2） （3）

图 4-20　火罐法

刺络拔罐法

选穴：大椎、身柱、脾俞；身柱、胃俞、中脘。先用三棱针点刺所选穴位，然后拔罐，使之出血。留罐10～15分钟，每天或隔天一次。两组交替使用，每次一组（图4-21）。

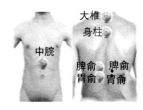

图 4-21　刺络拔罐法

四、注意事项

本病应坚持治疗，保持情绪稳定。饮食要有规律，少食多餐，以清淡易消化食物为主，避免过饱、过饥、过冷过热和刺激性食物，戒除烟酒。

胃痉挛

一、概述

胃痉挛是继发于其他疾病的急慢性胃炎，胃及十二指肠溃疡及胃神经官能症等诸症中的一个症状，或因烟草茶酒之过用，女子生殖器病、月经异常等等之反射而来。本病属于中医学中的"胃脘痛"的范畴。

二、临床表现

突然发作、其痛如刺、如灼，如绞；患者常用上肢或以拳重按，以缓解疼痛，痛甚往往向左胸部、左肩胛，背部放散。同时腹直肌亦发生挛急。或伴有恶心、呕吐，甚则颜面苍白、手足厥冷、冷汗直流，乃至不省人事。经过数分钟或数小时，作嗳气，欠伸或呕吐而缓解。痛止后，健康如常，其发作一日数次，或数日数月一次。

三、治疗

火罐法

取穴关元、急脉、中脘。中脘、关元穴采用单纯拔罐法，留罐15～20分钟，每天一次。急脉穴用指压法，不拔罐，先让患者仰卧，伸直下肢，用拇指按压在穴位上，一紧一松，约5分钟即可（图4-22）。

刺络拔罐法

取穴中脘、关元、肝俞、胃俞、三焦俞。用刺络拔罐法，针刺后拔罐，均留罐10～15分钟。每天一次（图4-23）。

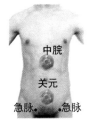

图4-22　火罐法

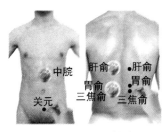

图4-23　刺络拔罐法

方法一

　　取穴鸠尾、中脘、足三里、内关、关元。先在鸠尾穴上以毫针斜15°向下方进针1.5寸，得气后留针15～30分钟，再在其余穴位上行留针拔罐法20分钟后，再起罐、起针。每天一次（图4-24）。

方法二

　　取穴分2组，一为中脘、肝俞、脾俞、气海；二为胃俞、肾俞、胆俞、足三里。配穴公孙、厉兑、内庭。主穴采用针刺后拔罐法，留罐15～20分钟。配穴毫针刺。每次选一组穴（图4-24）。

方法三

　　先取鸠尾穴，用30号2寸针呈15°向下方进针约1.5寸，行捻转补泻1分钟；继而取中脘穴，垂直刺入约1.5寸，行捻转补泻3～5次，然后将酒精棉球裹于针柄之上，用火柴点燃，加拔火罐；再取内关，足三里（均双侧）穴，分别刺入1寸或2寸深，行捻转，提插补泻各5次。以上4穴均留针30分钟。留针期间，每10分钟行针1次，中脘穴除外。每天治疗一次（图4-24）。

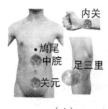

（1）

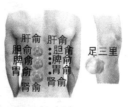

（2）

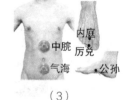

（3）

图4-24　针罐法

拔罐疗法治百病

四、注意事项

胃痉挛只是一个症状，应积极治疗原发病。

胃下垂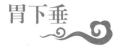

一、概述

胃下垂是在直立位时胃下缘位于髂嵴连线以下5cm，或胃小弯弧线最低点降到髂嵴连线以下的位置，同时伴有胃排空功能障碍的疾病。本病多见于瘦长无力体型者，可同时有肾、肝等内脏下垂。所有症状如不适、饱胀、沉坠感、甚至隐痛等在直立时加重，平卧时减轻，X线钡餐检查无溃疡的征象，而显示胃小弯最低点在髂嵴连线以下，胃呈无张力型是诊断本病的依据。主要临床表现以食欲减退、顽固性腹胀，食后症状更为突出，平卧时减轻、立位有下坠感为特点。本病在中医学中属于"胃缓""中气下陷"范畴。

二、临床表现

轻度胃下垂者一般无症状，下垂明显者有上腹不适，腹胀，以饭后明显，伴恶心、嗳气、厌食、便秘等，有时腹部有深部隐痛感，常于餐后、站立及劳累后加重，平卧时减轻。长期胃下垂者常有消瘦、乏力、站立性昏厥、低血压、心悸、失眠、多梦、头痛等症状。

刺络拔罐法

取穴百会、大椎、脾俞、胃俞、中脘、气海。先用三棱针点刺以上诸穴，百会挤出少量血，余血拔罐，留罐5~10分钟，隔天一次（图4-25）。

梅花针叩刺法

选穴：一为大椎、肝俞、脾俞、气海；二为筋缩、胃俞、中脘。以上二组每次一组，用梅花针叩刺后拔罐，留罐20分钟，每天一次（图4-26）。

134

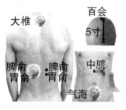

图4-25 刺络拔罐法

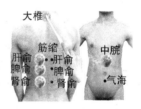

图4-26 梅花针叩刺法

针灸拔罐法

方法一

取穴分2组。一组为中脘（直刺1.5~2寸，也可透下脘）、胃上穴（下脘旁开4寸，沿皮向脐中或天枢方向横刺2.3寸）、足三里（直刺或向上斜刺，进针1.5~2寸）。另一组为胃俞（微斜向椎体，进针1~1.5寸）、脾俞、百会（横刺，向前或向后，进针0.5~1.5寸）。两组穴位每日一组，交替针刺，除百会均加用艾灸或拔罐，留针15~30分钟。10次为一疗程（图4-27）。

取穴分2组。一为天柱、膈俞、脾俞、梁门；二为大杼、肝俞、三焦俞、承满。每次选一组穴。先用温针或毫针做轻刺激，然后拔罐，留罐15～20分钟，罐后再用艾条灸。每天或隔天1次，10次为一疗程（图4-27）。

主穴取中脘、神阙、胃俞；配穴取内关、足三里、气海。先用毫针在中脘、胃俞穴上向四周透刺，神阙穴用梅花针叩刺周围。配穴针灸后温灸。后在主穴上拔罐。留罐15～20分钟。隔天一次，10次为一疗程（图4-27）。

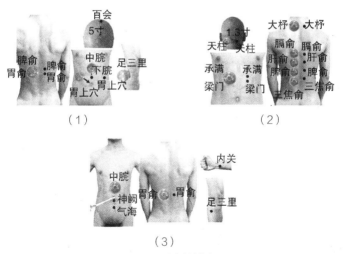

图4-27　针灸拔罐法

四、注意事项

本病为慢性疾病，要坚持治疗。治疗期间，忌做跳跃动作。饮食要规律，加强锻炼腹部肌肉，使腹肌保持一定的紧张度。可配合服用益气健脾、升提中气的中药。

胃肠炎 ༄

一、概述

急性肠炎是夏秋季的常见病、多发病。多由细菌及病毒等微生物感染所致，其表现主要为腹痛、腹泻、恶心、呕吐、发热等，严重者可致脱水、电解质紊乱、休克等。以腹痛、腹泻为表现者常称为急性肠炎。临床上往往恶心、呕吐、腹痛、腹泻同时并见，故亦称急性胃肠炎。属中医学中呕吐、腹痛、泄泻、霍乱、绞肠痧、脱证等病证范畴。

二、临床表现

本病多数急性起病，开始表现为恶心、呕吐，继而腹泻，每日3~5次甚至数十次不等，大便多呈水样，深黄色或带绿色，恶臭，可伴有腹部绞痛、发热、全身酸痛等症状。

三、治疗

火罐法

选穴神阙、足三里。选择适当的罐，拔于神阙和足三里上，留罐10~15分钟，至皮肤出现红色瘀血为度，每天一次，6次为一疗程（图4-28）。

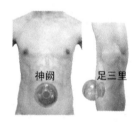

图4-28　火罐法

走罐法

取穴：一为足阳明胃经中脘、天枢（双）、足三里（双）、下巨虚（双）；二为足太阳膀胱经大肠俞、小肠俞。于经穴部位与火罐口的边缘涂上一层润滑油，将沾有乙醇的棉球点燃后用镊子送入罐内1~2秒钟即取出，迅速将火罐扣在中脘穴上，然后移向左侧天枢穴，再以同法返回中脘，移向右侧天枢，如此往返移动5~6遍，直至患者有一种暖和舒适感后固定于中脘穴上，再于双侧天枢穴各拔上一罐，15~20分钟。再于足三里各拔1罐，从上至下向下巨虚移动，反复7~8遍，然后固定在足三里穴。大肠俞与小肠俞之间走罐。轻度患者24小时1次，只用一组穴；中、重度患者12小时一次，两组穴位交替进行（图4-29）。

刺络拔罐法

取穴：一为天枢、大肠俞、足三里；二为中脘、脾俞、上巨虚；三为关元、肾俞、三阴交。每次任选一组，先用三棱针点刺3~5下，然后拔罐，拔出血1~3ml。若病情较重的急性胃肠炎，可选择2~3组，5天为一疗程（图4-30）。

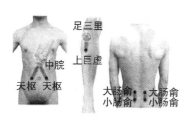

图4-29 走罐法

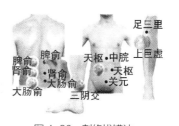

图4-30 刺络拔罐法

四、注意事项

急性胃肠炎拔罐治疗应根据个体的病因辨证选穴，吐泻严重伴有明显脱水者，应配合补液治疗。

肠易激综合征

一、概述

　　肠易激综合征是指慢性、反复发作、以肠道运动障碍为主，难以用解剖异常解释的肠道症状群，即器质性病变已被排除的肠道功能紊乱，常表现为腹痛、腹泻、大便急迫不尽感，便秘或便秘与腹泻交替，腹胀、肠鸣及矢气等，有的粪中带较多黏液。症状至少持续3个月，过去常用结肠功能紊乱、结肠痉挛、结肠过敏、痉挛性结肠炎和黏液性结肠炎等命名。由于肠道并无炎症，症状虽以结肠为主，有时也涉及小肠，甚至上消化道，因此近年来统称肠易激综合征。肠易激综合征属于中医学中"腹痛""腹泻""便秘"等病证的范畴。

二、临床表现

　　主要表现为腹痛、腹胀、腹泻、便秘、黏液便等，以腹痛和慢性腹泻为主要表现者最多见。腹痛以左下腹及下腹部为主，轻重不等，排便或排气后可缓解。大便次数增多，每日2~6次或更多，多为糊状便或稀便，但不带血。还有部分患者4~7天排便一次，大便干结，排便困难。此外，可有上消化道症状如上腹不适、嗳气、反酸、烧心等。许多患者还合并有乏力、身体消瘦、失眠、焦虑、头昏、头痛等自主神经功能紊乱的症状。

三、治疗

走罐法

方法一

　　暴露背部，在第1胸椎至骶椎正中线旁开1.5~3寸范围内涂适量凡士林或按摩乳等润滑剂，根据患者体型选两个大小适中罐口光滑的玻璃火罐，用闪火法将其中一个罐扣在大椎穴处，紧握罐体由大杼至关元俞沿膀胱经上下移动5～10次，以该处皮肤发红为度，最后将罐固定在大肠俞。然后再用另一罐按上述方法在另一侧进行治疗。留罐10分钟。隔日治疗1次，10次为一疗程（图4-31）。

方法二

取胃经的足三里至丰隆穴，脾经的阴陵泉至地机，膀胱经的膈俞至大肠俞。在穴位处涂适量润滑油，将罐拔于足三里，然后沿着胃经足三里至丰隆穴上下推动火罐，至皮肤出现瘀血现象为止。用同样的方法，在阴陵泉和地机穴之间，背部两侧的膈俞至大肠俞穴之间走罐，亦至皮肤出现瘀血现象为止（图4-31）。

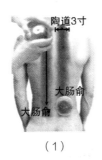
（1）

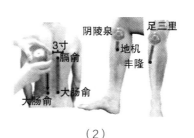
（2）

图4-31 走罐法

针罐法

方法一

取肾俞、脾俞、胃俞、八髎、足三里、天枢、关元、太溪，每次取两对以上穴位，左右对称。患者先取俯卧位，针背部腧穴，局部消毒后，用1.5寸毫针针刺，提插捻转或补泻手法，针感循经上下走动，随针加罐，留针15分钟。再平卧，针天枢、中脘、关元、太溪、足三里，针法同上，针后加拔罐，留针30分钟。每天一次，10日为一疗程，疗程间隔一周（图4-32）。

方法二

取合谷（左）、足三里（右）、神阙。患者仰卧位，先用毫针直刺合谷穴3～4分得气，足三里直刺1.2～1.5寸得气，然后左右手分别握二穴上的针，同时行导气针法，力求针感呈向心性，使患者自觉腹部有快感，留针30分钟。再在神阙穴闪罐数下，使脐及其周边皮肤潮红，留罐20分钟，每5分钟行针一次。小儿单刺得气不留针，闪罐后留罐。每天一次（图4-32）。

方法三

取天枢（双）、中脘、气海，以30号1寸毫针直刺0.3～0.5寸，捻转平补平泻手法，不留针。以能盖住骶骨3/4为准，根据年龄选择3～4号玻璃火罐，用闪火法，在骶骨正中行中等力度拔罐，留罐5～10分钟。每天一次（图4-32）。

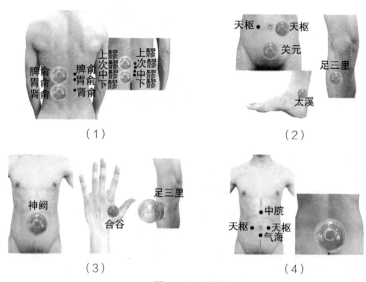

图4-32 针罐法

四、注意事项

治疗期间保持心情舒畅，避免情志刺激。饮食忌肥甘厚腻。

腹痛

一、概述

腹痛是指胃脘以下、耻骨毛际以上部位疼痛而言，可伴发多种脏腑疾病。腹痛大致见于西医学的急慢性胰腺炎、急慢性肠炎、肠痉挛、胃肠神经官能症等。

二、临床表现

以胃脘以下，耻骨毛际以上部位疼痛为主要表现。其疼痛性质各异，但一般不甚剧烈，且按之柔软，压痛较轻，无腹肌紧张及反跳痛。起病多缓慢，疼痛发作或加剧常与饮食、情志、受凉等因素有关。

三、治疗

刺络拔罐法

在脊柱两侧触到压痛点，常规消毒皮肤，以三棱针在每侧痛点上划2条2cm长纵行平行切口，以不见血为度，将罐拔于切口上。15分钟后取罐，清除瘀血，仍在原部位重复拔罐15分钟（图4-33）。

取腹四穴（取患者中指第2指节骨长径为同身寸，以患者肚脐为中心、折量上下、左右各1寸为穴）。用三棱针点刺腹四穴，深度不到半分，见血为度。次用三棱针点刺腹四穴，深度不到2分（根据腹壁厚薄而定），随之用火罐1个拔在腹四穴上，5~7分钟后起罐，若发现某穴不出血，应重新点刺，再拔火罐1次。要使腹四穴皆见出血。适于急性肠梗阻引起的腹痛（图4-33）。

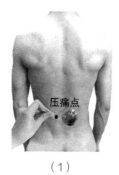
压痛点

（1）

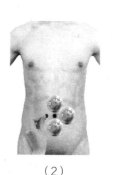

（2）

图4-33 刺络拔罐法

针罐法

选穴 分2组：一为中脘、天枢、气海、足三里、阴陵泉；二为膈俞、脾俞、胃俞、大肠俞、肝俞。每次选用一组，隔日治疗一次。先用毫针针刺所选择的穴位，采用捻转补法，取得针感后，选择适当大小的火罐，用闪火罐法将罐拔于针上，留罐15分钟，至皮肤出现瘀血现象后起罐拔针。每周治疗3次，8次为一疗程（图4-34）。

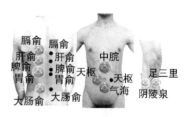

膈俞
肝俞
脾俞
胃俞
大肠俞

膈俞
肝俞
脾俞
胃俞
大肠俞

中脘
天枢
天枢
气海

足三里
阴陵泉

图4-34 针罐法

四、注意事项

腹痛的病因较复杂，治疗时应注意辨证选穴。治疗期间忌烟酒、辛辣刺激性食物及生冷、不易消化的食物，切忌暴饮暴食。一些慢性胃脘疼痛的患者，病程较长，体质多虚弱，应采用综合疗法，坚持治疗，以巩固疗效。注意疼痛的性质、部位，做出早期诊断，积极治疗以免延误病情。

腹胀

一、概述

腹胀是指脘腹及脘腹以下的整个腹部胀满的一种症状。腹胀一般单见甚少，多见于其他疾病如急性肠炎、肝病、小儿消积、腹腔手术后等。原因较为复杂，多由湿热、食积、气滞所致，其证多实。但亦有脾胃虚弱，久病虚胀。大概食后胀甚者，胀多在肠胃；二便通调者，胀多在脏。腹胀时轻时重，或食后胀甚，或遇情变化比而加重，矢气则舒。一般多有兼证。

二、治疗

火罐法

方法一　　　　取穴中脘、关元、天枢左右各1穴，共称四募穴。先闪拔中脘穴，再闪拔天枢穴（双），最后闪拔关元穴。每穴闪拔数下（约120下），待半分钟后，依前法再续做一遍（前后共闪拔240下）（图4-35）。

上、中腹胀取中脘、神阙；下腹胀取神阙、关元。用单纯拔罐法，留罐10~20分钟，每日1~3次（图4-35）。

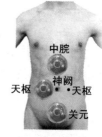

中脘

神阙

天枢 • 天枢

关元

图4-35　火罐法

刺络拔罐法

取穴肓俞（双）、神阙上下各0.5寸。先用三棱针点刺肓俞及神阙穴上下各点，以微出血为度。然后在肓俞、神阙穴拔罐15~20分钟。每天一次（图4-36）。

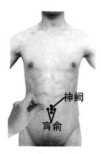

取穴分2组，一为三焦俞、大肠俞、胃俞；二为脾俞、小肠俞、胞肓。采用刺络拔罐法。每次选一组穴，留罐10~15分钟。每天一次（图4-36）。

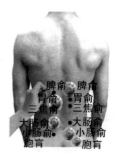

神阙

肓俞

脾俞 • 脾俞

胃俞 胃俞

三焦俞 三焦俞

大肠俞 大肠俞

小肠俞 小肠俞

胞肓 胞肓

图4-36　刺络拔罐法

三、注意事项

本病多伴有原发病，应积极治疗原发病。

便秘

一、概述

便秘是临床常见的一种症状，虽然不是一种病，但严重影响生活质量。正常人每日大便一次。若每周大便3~4次，排出成形大便，排便时毋需过分用力，便后有舒适感，也属正常排便。便秘是指大便排出困难，或排便时间间隔延长。中医古籍中有"实秘""虚秘""气秘""风秘""痰秘""冷秘""热秘""三焦秘""幽门秘""直肠结""脾约"之称，又称大便难、大便不通、大便秘涩。

二、临床表现

症状一般为大便干燥，排便困难，每2~3日或更长时间1次，或无规律，或有的大便次数正常，但粪质干硬，排便艰难。长期便秘可引起腹胀，甚至腹痛，头晕头胀，食欲减退，睡眠不安或导致肛裂和痔疮。

三、治疗

刺络拔罐法

取穴支沟、天枢、中脘、大肠俞、足三里、上巨虚。将以上穴位进行常规消毒，用三棱针点刺穴位至出血。每穴点刺3~5次，然后用闪火法立即将罐拔于所点刺的穴位，留罐10分钟后起罐，每罐出血量应在10滴左右，隔天一次，6次为一疗程。本法适用于实性便秘（图4-37）。

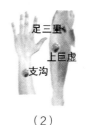

（1）

（2）

图4-37 刺络拔罐法

梅花针叩刺后拔罐法

取穴脊椎两侧、下腹部、脐周围、腰骶椎两侧。先在应拔部位和罐口涂以液状石蜡或凡士林油膏，再用梅花针依次（先背部，后腹部，由上而下）反复叩刺2～3遍（重点叩刺腰骶部两侧），然后用走罐法推罐2～3遍，再将火罐扣拔在神阙、大肠俞穴上，留罐15～20分钟，每天一次。若系肾阳虚引起的习惯性便秘，可于拔罐后，在神阙、大肠俞和肾俞穴加以温灸，效果更佳（图4-38）。

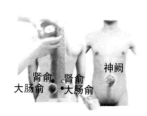

图4-38 梅花针叩刺后拔罐法

四、注意事项

治疗期间，不可滥用泻下药，以免造成对药物的依赖。在拔罐治疗的同时，详细辨别引起便秘的原因，尤其是虚实的辨别。积极向患者宣传排便的生理知识，纠正患者经常服用泻药或进行灌肠的习惯。

呕吐

一、概述

　　神经性呕吐为胃神经官能症的主要症状之一，是由于高级神经功能紊乱所引起的胃肠功能失调，但无器质性病变，多与精神刺激、情绪波动有关。中医学认为：有声有物为"呕"，有物无声为"吐"，有声无物为"干呕"。在临床上，呕与吐常常同时出现，故统称"呕吐"。

二、临床表现

　　呕吐食物残渣，或清水痰涎，或黄绿色液体，甚则兼夹少许血丝，一日数次不等，持续或反复发作。伴有恶心，纳谷减少，胸脘痞胀，或胁肋疼痛。多有骤感寒凉、暴伤饮食、劳倦过度及情志刺激等诱发因素，或有服用化学制品药物，误食毒物史。上腹部压痛或有振水声。肠鸣音增强或减弱。

三、治疗

火罐法

方法一

　　风寒外袭选取中脘、风池、足三里、内关穴；暑湿犯胃取中脘、大椎、内关、曲池、足三里穴；饮食停滞取中脘、下脘、内关、足三里；痰饮内阻取中脘、膻中、内关、足三里；肝气犯胃取上脘、内关、足三里、阴陵泉穴；脾胃虚寒取脾俞、中脘、内关、章门、足三里；胃阴不足取胃俞、内关、足三里、三阴交。操作时，患者取坐位，风池行毫针刺，余穴选用中口径玻璃罐以闪火法吸拔诸穴10～15分钟，每天一次（图4-39，图4-40）。

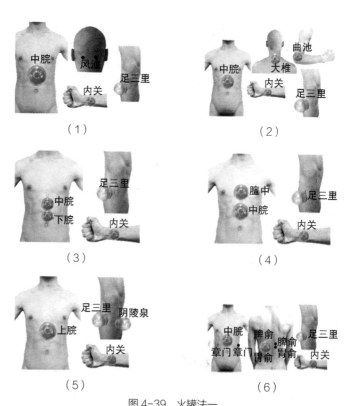

（1）

（2）

（3）

（4）

（5）

（6）

图4-39　火罐法一

方法二

　　取穴膈俞、中脘、内关、足三里。胃寒加上脘、脾俞、胃俞；肝气郁滞加膻中、太冲、肝俞；胃热加合谷；脾阳衰惫加脾俞、肾俞、关元；胃阴不足加胃俞。除太冲用三棱针点刺出血外，余穴用拔罐法，留罐20分钟，每天1～2次（图4-39，图4-40）。

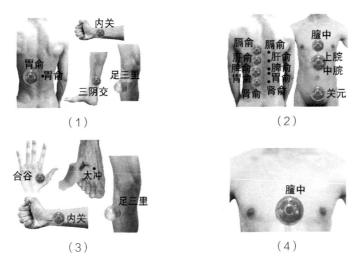

图4-40 火罐法二

方法三

取穴膻中，采用闪火法拔罐后留罐15分钟，以皮肤充血为度。严重心脏病患者慎用本法（图4-39，图4-40）。

刺络拔罐法

方法一

取穴：一为大椎、膈俞、肝俞；二为身柱、脾俞、胃俞；三为中脘、膻中、气海。每次选用一组，采用刺络拔罐法，留罐15分钟（图4-41）。

方法二

选穴肝俞、脾俞、胃俞、足三里穴。取上穴采用刺络罐法，先以三棱针点刺各穴，然后用闪火法将罐吸拔在点刺的穴位上，留罐5分钟，每天1次。若患者失眠多梦、心悸、自汗等症状明显时，可采用上法加拔心俞穴和神道穴（图4-41）。

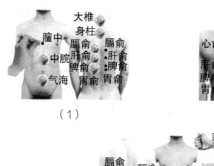

（1）

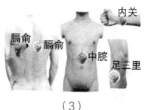

（2）

（3）

图 4-41　刺络拔罐法

　　取穴内关、足三里、膈俞、中脘。将以上穴位进行常规消毒，每穴用三棱针点刺3~5下，根据不同的穴位，选择适当大小的火罐，用闪火法将罐拔于所点刺的穴位，留罐10~15分钟，拔出血量1~3ml，起罐后用消毒棉球或纱布擦净皮肤上的血迹。每周治疗2~3次，6次为一疗程（图4-41）。

四、注意事项

　　本病在治疗的同时，要注意精神上的调摄，使心情舒畅，消除顾虑，注意休息，饮食宜清淡。

呃逆

一、概述

呃逆是指膈神经受刺激而引起的膈肌不自主痉挛，可见于多种疾病中。根据病变部位的不同可分为中枢性、末梢性及反射性呃逆三种。呃逆的典型表现为间歇性喉间呃呃连声，声短而频，令人不能自制。轻症呃逆多单独存在且历时短暂，如继发于其他急慢性疾病过程中，则呃逆较重且历时较久，多伴有原发病的症状。其病因多与胃、肠、腹膜、纵隔、食道的疾病有关、不良精神因素、寒凉刺激或饮食不慎常为诱发因素。本病属于中医学"呃逆"范畴。

二、临床表现

表现为气从膈下向上冲逆、喉间嗝逆有声、声短而频、难以自忍为特征。顽固性呃逆可为功能性、无其他原因引起者，该类症状较轻；也常因脑病、尿毒症、糖尿病并发酮中毒等紧急情况引起，还有许多严重疾病也可引起顽固性呃逆，特别值得一提的是，如果病情危重的人出现顽固性呃逆，常常提示预后不良。

三、治疗

刺络拔罐法

方法
一

选穴大椎、肝俞、神道、胆俞、脾俞、胃俞。用三棱针点刺以上诸穴，然后拔罐15分钟，每天或隔天一次（图4-42）。

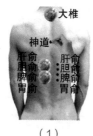

大椎

神道·

肝俞
胆俞
脾俞
胃俞

肝俞
胆俞
脾俞
胃俞

（1）

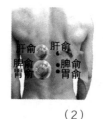

肝俞
脾俞
胃俞

肝俞
脾俞
胃俞

（2）

足三里

图4-42　刺络拔罐法

方法二

　　选穴肝俞、脾俞、胃俞、足三里。先以三棱针点刺各穴，然后用闪火罐法将罐吸拔于点刺的穴位上，留罐5分钟，每天一次（图4-42）。

梅花针叩刺后拔罐法

　　选穴膻中至肚脐（神阙）。先用梅花针从上至下轻叩刺3～5遍，然后走罐至皮肤潮红为度，再在中脘、神阙穴留罐10分钟，每天或隔天一次（图4-43）。

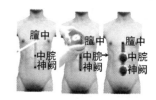

膻中
·中脘
·神阙

膻中
中脘
神阙

膻中
·中脘
·神阙

图4-43　梅花针叩刺后拔罐法

针罐法

方法一

　　取穴天突、膈俞、膻中、内关。用2.5寸针先刺天突穴得气后拔针，不留针；然后用提插泻法针双足三里，留针30分钟，每10分钟捻针一次。如呃逆不止，用1寸针点刺膈俞穴，不留针。针后于该拔火罐15分钟。如果呃逆仍不止，用1.5寸针刺膻中穴用泻法，使针感向天突穴方向上行（图4-44，图4-45）。

处方攒竹、内关、中脘、足三里、膈俞。随证选穴：胃寒中脘穴针上拔罐；胃热针泻陷谷；阳虚加灸气海；阴虚针补太溪；肝气横逆针泻期门、太冲。配合耳针取穴：膈、胃、神门、交感。刺法：在穴位范围找压痛点，强刺激，留针30分钟。顽固性呃逆，可压丸或用埋皮内针法（图4-44，图4-45）。

选穴分3组，一为膈俞、胃俞、肝俞；二为中脘、气海、天突；三为足三里、三阴交、内关。以上3组每次可选1组。先对所选穴位进行常规消毒，用毫针针刺，采用平补平泻手法，取得针感后，用闪火罐法拔罐，留罐10～20分钟，以皮肤出现红色瘀血现象为度。每天一次，5次为一疗程（图4-44，图4-45）。

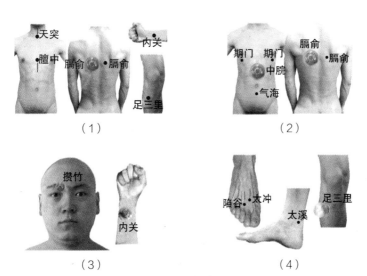

图4-44　针罐法一

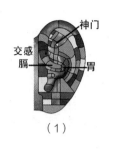
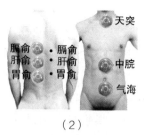
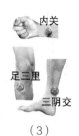

图4-45 针罐法二

四、注意事项

呃逆的病因较多，治疗前应明确诊断，继发于急慢性疾病者应积极治疗原发病。患者应注意饮食适量，不过食生冷，并保持精神舒畅调达。

消化不良

一、概述

功能性消化不良又称非溃疡性消化不良，是一种常见的消化系统症状群，包括上腹痛不适、饱胀感、早饱、嗳气、恶心、烧心等上消化道症状。功能性消化不良的发病率占以消化不良症状为主的患者的34%以上。本病属"胃脘痛""痞满"范畴。

二、临床表现

症状表现为断断续续地出现上腹部不适或疼痛、饱胀、烧心（反酸）、嗳气等。常因胸闷、早饱感、腹胀等不适而不愿进食或尽量少进食，夜里也不易安睡，睡后常有噩梦。到医院检查，除胃镜下能见到轻型胃炎外，其他检查如B超、X光造影及血液生化检查等，都不能检查出不正常的表现。

三、治疗

刺络拔罐法

　　饮食停滞选中脘、下脘、内关、足三里；痰湿内阻选中脘、膻中、内关、足三里；肝郁气滞选上脘、内关、足三里；脾胃虚弱选脾俞、中脘、内关、章门、足三里。按照证型选穴，先以三棱针点刺以上诸穴，后拔罐15分钟，每天一次（图4-46）。

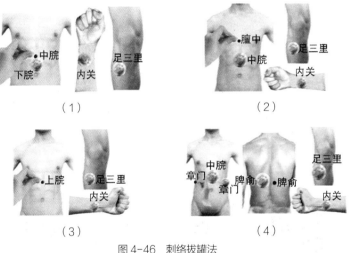

（1）　　　　　　　　　　（2）

（3）　　　　　　　　　　（4）

图4-46　刺络拔罐法

针灸拔罐疗法

　　选穴合谷、足三里、中脘、脾俞、胃俞。进针得气后，留针40分钟，并加艾条温和灸，每隔10分钟行针一次，出针后嘱患者侧卧，予脾俞、胃俞拔罐15～20分钟，除罐后按揉脾俞、胃俞片刻（图4-47）。

方法二

　　主穴中脘、内关、足三里、三阴交；配穴太冲、阳陵泉。急性胃痛加梁丘；腹胀不甚加复溜。进针得气后，主穴平补平泻，配穴用泻法，留针30分钟，10分钟行针一次。每次针后可配用大号火罐沿膀胱经背俞穴由上而下行走罐疗法，待背部皮肤潮红隐见出血点后，再将火罐拔于脾俞、胃俞、肝俞穴，留罐10分钟。2天一次，30次为一疗程，疗程间隔5～7日（图4-47）。

方法三

　　主穴神阙，配穴足三里。用2寸毫针，采用快速手法直刺神阙穴，进针0.5～1寸；另取3寸毫针直刺足三里穴，中强刺激，平补平泻手法，留针30分钟。起针后神阙拔罐3～5分钟。嘱患者温和灸上述二穴，每穴15分钟。以上均天一次，5～7次为一疗程，疗程间隔2～3日（图4-47）。

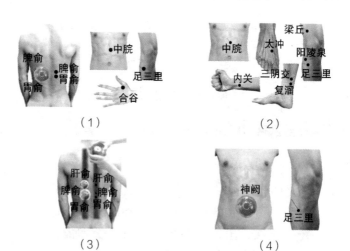

图4-47　针灸拔罐疗法

四、注意事项

患者应注意饮食清淡，勿过量，勿食生冷及不消化食物，同时要保持精神愉快，并避免情绪紧张和激动，影响疾病康复。

厌食

一、概述

厌食又称神经性厌食，是较常见的功能性胃肠病。精神因素在本病的发生发展中起重要作用。各种因素的刺激作用造成中枢神经的调节和抑制作用发生紊乱，使高级中枢神经的活动失常所致的胃肠功能失调。饮食不当，也可促进本病的发生和发展。主要临床表现为厌食，患者多为青春期女性。患者多数自我感觉良好，少数患者主要表现为呕吐，体重减轻，甚至出现恶病质，同时伴有闭经等神经内分泌失调的表现。本病属于中医学的"呕吐"范畴。

二、临床表现

虽觉食欲好，但吃了几口就觉得胃部饱胀不适而中止进食，或者见到食物就不想吃。如强迫进食，常诱发恶心呕吐；一些患者甚至千方百计以诱导一吐为快；或过多注意饮食和担心发胖的心理，而主动拒食或过分节食，造成消瘦、营养不良；患者多有饥饿的感觉，但却强迫自己不进食。大约50%的厌食症者伴贪食症，暴食后又自己诱吐、服减肥药、泻药等，或者大运动量活动，唯恐自己体重增加，从而导致水电解质紊乱（低血钾、低血钠等）和酸碱平衡失调（代谢性碱中毒）。

三、治疗

方法一

　　选穴大椎、肝俞、神道、胆俞、脾俞、胃俞。用三棱针点刺以上诸穴，然后拔罐15分钟，每天或隔天一次（图4-48）。

方法二

　　选穴肝俞、脾俞、胃俞、足三里。先以三棱针点刺各穴，然后用闪火罐法将罐吸拔于点刺的穴位上，留罐5分钟，每天一次（图4-48）。

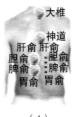
（1）

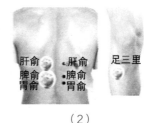
（2）

图4-48　刺络拔罐法

梅花针叩刺后拔罐法

　　选穴膻中至肚脐（神阙）。先用梅花针从上至下轻叩刺3~5遍，然后走罐至皮肤潮红为度，再在中脘、神阙穴留罐10分钟，每天或隔天一次（图4-49）。

针罐法

　　选穴分3组。一为膈俞、胃俞、肝俞；二为中脘、气海、天突；三为足三里、三阴交、内关。以上三组，每次可选一组。

　　先对所选穴位进行常规消毒，用毫针针刺，采用平补平泻手

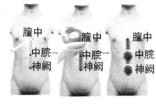
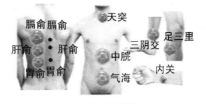

图4-49 梅花针叩刺后拔罐法   图4-50 针罐法

法，取得针感后，用闪火罐法拔罐，留罐10～20分钟，以皮肤出现红色瘀血现象为度。每天一次，5次为一疗程（图4-50）。

四、注意事项

本病在拔罐治疗的同时，应调节情志，消除顾虑，注意休息，饮食宜清淡，消除顾虑，注意休息，饮食宜清淡，避免不良刺激。

一、概述

头痛是许多疾病发展过程中的一种极为常见的症状，一般是指头的上半部自眼眶以上至枕下之间的疼痛。可见于现代医学内、外、神经、精神、五官等各种疾病中。在内科临床上常见到的头痛多见于感染性、发热性疾病、高血压、颅内疾病、神经官能症、偏头痛等疾病。头痛严重者称为头风。中医学中称本病为"头痛"。

二、临床表现

头痛的部位多在前额、巅顶、一侧额颞，或左或右或呈全头痛而辗转发作。疼痛的性质有昏痛、隐痛、胀痛、跳痛、刺痛或头痛如裂等。头痛每次发作可持续数分钟、数小时、数天，也有持续数周者。

三、治疗

刺络拔罐法

方法一

取双膈俞穴压痛点。三棱针快速刺入，出针后加拔火罐。每穴放出少许血液。可加刺太阳穴、合谷、太冲（图4-51，图4-52）。

方法二

主穴为大椎，配穴为定喘。在常规消毒后，用三棱针刺入上述穴位0.1～0.2cm，随后在大椎穴拔罐15分钟，每天一次，3次为一疗程（图4-51，图4-52）。

方法三

取主穴阿是穴，配印堂、头维、百会、太阳等。坐位或卧位，常规消毒，用弹簧刺血针或三棱针快速点刺穴位深0.1～0.3cm，再轻揉挤压针刺周围皮肤，令每穴出血3～5滴，肌肉丰满处可点刺后拔罐。每天一次，5次为一疗程，疗程间隔2日（图4-51，图4-52）。

方法四

取大椎穴，先拔一火罐，10分钟后取下，在拔罐处留下的印迹中，用医用采血针快速均匀点刺6～12下，再在原位拔一火罐，留罐10分钟，出血2～8ml。据辨证选穴针刺：前额疼痛取印堂、中脘；巅顶部疼痛取百会、太冲；后头部疼痛取至阴、透刺双侧风池；
颞侧部疼痛取丝竹空透率谷、足临泣；全头空痛取太
溪、足三里。每天一次，5次为一疗程（图4-51，图
4-52）。

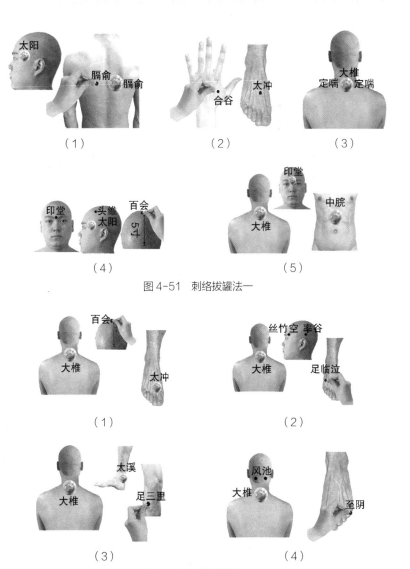

图4-51　刺络拔罐法一

图4-52　刺络拔罐法二

①头部：以前发际为起点，后发际为止点，从前向后，两侧各刺激5～6行。②颈外侧部：从下颌骨角后向下至锁骨外1/3作一连线，在此线两侧各宽1cm内刺激3～4行。③胸、腰部：从第1胸椎向下至第5腰椎，以正中线两侧各旁开3～4cm处刺激3～4行。④重点刺激部位：头部压痛明显处，有索状物及结节处（图4-53）。

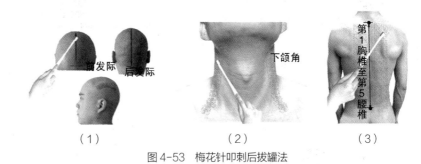

（1）　　　　　　　　（2）　　　　　　　　（3）

图4-53　梅花针叩刺后拔罐法

四、注意事项

治疗应明确诊断，积极治疗原发病。治疗期间调节情志，防止情绪紧张、焦虑和疲劳。饮食清淡，注意休息。拔罐对于血管神经性头痛效果尤为明显。

三叉神经痛

一、概述

三叉神经痛指的是三叉神经分布区反复发作性、短暂性的剧痛。疼痛每次可持续数秒，每日发作数十次至数百次，痛如电击样、刀割样、烧灼样或针刺样。本病多发于成年和老年人，40岁以上的患者可达70%～80%，女性略多于男性。三叉神经痛以第二支和第三支分布区的疼痛较为多见，大多为单侧性的，双侧性的较少。严重者洗脸、刷牙、说话、咀嚼、吞咽等动作均可诱发剧烈疼痛。

二、临床表现

本病表现为面部三叉神经分布区内突然发生闪电样剧痛，常从鼻翼外向上颌或从口角向下颌放射，呈烧灼、刀割、撕裂样疼痛，常伴病侧面肌抽搐、流涕、流涎，数秒钟或数分钟后自行缓解，尤以第二、第三支为多，且多为单侧。发作短暂，持续1～2分钟，缓解期无痛如常人。疼痛可因触及面部某一点而诱发，该处称为扳机点，如上下唇、口角、鼻翼、颊部、舌等部位。

三、治疗

刺络拔罐法

选穴：一为太阳、地仓、攒竹；二为太阳、颧髎、颊车。先取第一组，以太阳透地仓、攒竹，施捻转的泻法1分钟。然后取第二组用刺络拔罐法，每罐拔出血量5ml。每天一次（图4-54）。

①大椎、风池、合谷、下关、颊车、四白、口禾髎，均取患侧；②阿是穴。先用毫针捻转之泻法，留针15分钟，每5分钟行针一次。出针后在患侧太阳、阳白、颧髎、下关、巨髎处寻找痛点，任选二穴用三棱针点刺2～3点（刺入皮下或皮内），然后加火罐于点刺处令之出血1～2ml。每天一次或隔天一次，10次为一疗程（图4-54）。

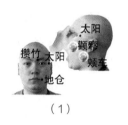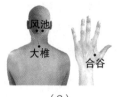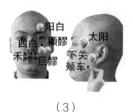

（1）　　　　　　　　　（2）　　　　　　　　（3）

图4-54　刺络拔罐法

梅花针叩刺后拔罐法

选穴下关、太阳、合谷、太冲、肝俞。先在太冲、肝俞穴上用梅花针叩刺至出血，然后诸穴拔罐，留罐10～15分钟。每天一次（图4-55）。

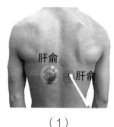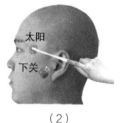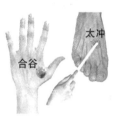

（1）　　　　　　　　　（2）　　　　　　　　（3）

图4-55　梅花针叩刺后拔罐法

针罐法

方法一

主穴选合谷，配下关透迎香、颊车透地仓、风池、太阳，针刺行捻转提插泻法，留针20分钟，隔日行背部大椎、肺俞刺络拔罐。用挑刺拔罐法（图4-56）。

方法二

主穴取合谷、翳风、阿是穴、背部反应点，加减配穴阿是穴、大椎点刺拔罐，每天一次，每次40分钟，10次一疗程，疗程间休息3天（图4-56）。

拔罐
疗法治百病

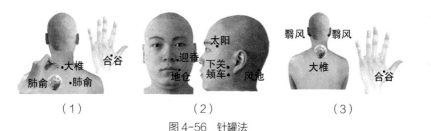

（1）　　　　　　　（2）　　　　　　　（3）

图4-56　针罐法

四、注意事项

原发性三叉神经痛较顽固，应坚持治疗。继发性应查明病因积极治疗原发病。

面肌痉挛

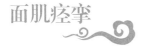

一、概述

面肌痉挛是指以一侧的面神经所支配的肌群不自主的、阵发性的、无痛性抽搐为特征的慢性疾病。

二、临床表现

本病主要表现为一侧面部肌肉阵发性抽搐，从眼眶周围细小的间歇性肌肉抽搐起逐渐扩散至面及口角，引起同一侧的面部及口角抽搐，少数患者可伴有面部轻微疼痛。本病常在精神紧张时加重，睡眠时症状消失。

针灸拔罐疗法

取穴四白、翳风、颊车、合谷、后溪。针刺后溪穴时向劳宫透刺，针用泻法，并选1～2对穴通以脉冲电流，施以中等刺激，每次15～20分钟，每天一次，10次为一个疗程。疗程间隔2～3天。梅花针刺络拔罐操作：患者俯卧位，患侧风池穴常规消毒，用梅花针叩刺，使之出血后，在叩刺处拔罐10～15分钟，并配合针刺患侧申脉穴，隔天一次，10次为一个疗程（图4-57）。

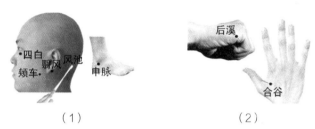

（1）　　　　　　　　（2）

图4-57　针灸拔罐疗法

针刺加刺络拔罐疗法

首先在健侧面部取穴，太阳、下关、颧髎（健侧针感宜轻）、上星、印堂均施捻转补法，四神聪施平补平泻手法，太冲施捻转泻法，然后在患侧阳白、颧髎采用刺络拔罐法，局部常规消毒后，用三棱针点刺3～5点，闪火拔罐5分钟，令出血5～10ml为宜，针刺得气后留针30分钟，每天一次，刺络拔罐隔天一次（图4-58）。

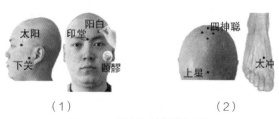

（1）　　　　　　　　（2）

图4-58　针刺加刺络拔罐疗法

取穴攒竹、丝竹空、太阳、下关、颧髎、迎香、听宫、合谷。上述腧穴针刺得气后，加用电针，接于面部肌肉明显抽动的腧穴，缓慢调至针刺部位出现节律收缩并在患者耐受度内。留针20～30分钟。出针后，患者侧卧位，患侧在上，太阳穴常规消毒后用梅花针叩刺出血后拔罐10～15分钟，使之出血1～5ml，隔天一次，10次为一疗程（图4-59）。

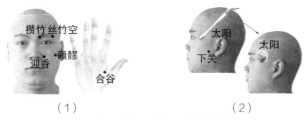

（1）　　　　　　　　　　（2）

图4-59　针刺加梅花针叩刺拔罐疗法

四、注意事项

应及早治疗，效果佳。可配合局部按摩。

面神经麻痹

一、概述

面瘫在西医学中称为特发性面神经麻痹。本病可发生于任何年龄和任何季节，但以青年为多。本病又称"口僻""口眼歪斜"等。

二、临床表现

本病主要表现为鼻唇沟消失，口角下垂，口歪向健侧，患侧不能做蹙额、皱眉、闭眼、露齿、吹哨、鼓腮等动作，上、下眼睑不能闭合，病侧经常流泪，流涎，食物滞留于病侧颊和齿龈之间。其中，中枢性面瘫眼裂上部表情肌未受损，故蹙额、皱眉动作不受影响，眼睑可闭合，同时常合并原发病如脑血管意外的临床症状等；周围性面瘫则患侧额纹消失，眼裂增大，鼻唇沟消失，口角下垂，口歪向健侧。

三、治疗

闪罐法

取穴风池、攒竹、地仓、颊车、合谷穴，配阳白、四白、承浆、牵正穴。除风池、攒竹毫针刺外，余穴闪罐。最后留罐3~5分钟（图4-60）。

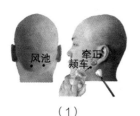（1） 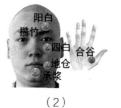（2）

图 4-60　闪罐法

刺络拔罐法

方法一

取患侧太阳、下关、颊车、地仓穴，侧伏坐位，穴位常规消毒，取小号三棱针对准穴位点刺2~3点，深3~4mm，轻轻挤压针孔周围，令出血数滴，用内口直径约3.5cm的小号玻璃火罐，用闪火法拔之，留罐5~10分钟。每次取穴3个，交替使用，隔天一次，3次为一疗程，疗程间隔3日（图4-61）。

取患侧阳白、颧髎、下关、颊车等，配以患侧面部经筋透刺、排刺及随证加减。用主穴1~2个，术者双手拇食指对捏至主穴局部皮肤呈暗红色，再消毒用三棱针或28号1寸毫针点刺4~5下，速用闪火拔罐，使其出血2~4ml，留罐8分钟，4个主穴交替使用，每日一次，10次为一疗程。对久病难愈者，宜在后期予隔天一次刺络拔罐。阳白穴以两针向上星、头维透刺，进针1~1.3寸，捻转补法；太阳穴以毫针透向地仓穴，进针2.5~3寸，捻转补法；地仓穴以毫针透向颊车穴，进针2.5~3寸，捻转补法。经筋排刺：沿颊车至地仓穴每间隔1寸刺一针，入皮肤为度，捻转补法。取双侧风池穴向对侧眼球斜刺入1.5~2寸，捻转泻法；双足三里予以提插捻转补法；双阳陵泉直刺0.8寸，予提插捻转泻法，令针感下传。以上毫针刺法每日一次，留针20分钟，10次为一疗程（图4-61）。

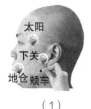

（1）

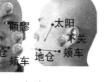
（2）

（3）

图4-61　刺络拔罐法

梅花针加拔罐疗法

　　术者持梅花针叩刺阳白、太阳、四白、牵正、颊车、人中，再配合口眼周围环行叩刺，使局部轻微出血，用小火罐吸拔5~10分钟，隔天一次，7次为一疗程（图4-62）。

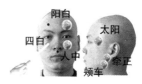
图4-62　梅花针加拔罐疗法

四、注意事项

应及早治疗，效果佳。应取患病侧穴位拔罐，可配合局部按摩。

泌尿系感染

一、概述

泌尿系感染又称尿路感染，是由细菌（极少数为真菌、病毒、原虫等）引起的肾盂肾炎、膀胱炎、尿道炎的总称。本病女性多见。尿路感染有急慢性之分。急性肾盂肾炎有寒战、发热、恶心呕吐、尿频、尿急、尿痛、腰痛，其中以发热腰痛为主要症状。慢性肾盂肾炎有面色萎黄、低热、头昏、疲乏、食欲减退、尿频、尿急、腰痛。急性膀胱炎有尿痛，疼痛部位在会阴部耻骨上区，尿频、尿急、尿浊、血尿、轻度腰痛、中等度发热；慢性膀胱炎症状与急性相同，但程度较轻。急性尿道炎主要表现为尿道出现脓性分泌物，伴尿痛、尿频和尿急；慢性尿道炎症状多不明显，或仅在晨起后见少量浆液性分泌物粘着尿道外口。本病在中医学中属于"淋证"范畴。

二、临床表现

临床表现常因感染的部位不同而有所不同。仅有尿频、尿急、尿痛者为急性尿道炎；若伴有少腹胀痛，膀胱区有压痛者为急性膀胱炎；若伴有寒战、高热、腰痛者为急性肾盂肾炎。尿检时有大量的脓细胞，可有大量的红细胞甚至血尿；尿培养可找到致病菌。血液中白细胞计数可增高。慢性肾盂肾炎可有少量蛋白尿，后期可出现管型。

三、治疗

刺络拔罐法

选穴分3组：一为命门、脾俞；二为中枢、肾俞；三为中极、箕门。采用刺络拔罐法，每次选一组，拔罐15分钟。每天或隔天一次（图4-63）。

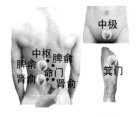

图4-63 刺络拔罐法

梅花针叩刺后拔罐法

选穴分2组：一为大椎、脾俞、膀胱俞、关元、三阴交；二为身柱、肾俞、大肠俞、中极、足三里。每次选用一组，实证用梅花针叩刺后拔罐，虚证用拔罐后加温灸。均留罐15～20分钟。每天一次，10次为一疗程（图4-64）。

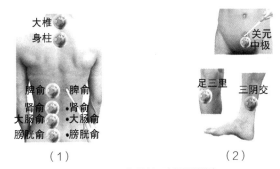

（1） （2）

图4-64 梅花针叩刺后拔罐法

针罐法

选穴水道、阴陵泉、三焦俞、膀胱俞或脾俞、肾俞、关元、中极。若急性发作取水道、阴陵泉、膀胱俞施以刺络拔罐法，先用毫针针刺各穴得气后，然后将罐吸拔于点刺的穴位上，留罐5分钟，每天1次。若患者为体虚者，取脾俞、肾俞、关元、中极，施以单纯火罐法或用贮水罐法，留罐10分钟，每天一次（图4-65）。

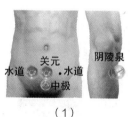
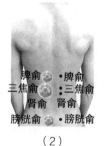

（1）　　　　　　　　（2）

图 4-65　针罐法

四、注意事项

急性期全身症状明显者，配合中西药物治疗。在治疗期间禁忌一切辛辣和肥腻食品，禁房事，避免过劳。多饮水以增加尿量，促使细菌及炎症渗出物迅速排出，并保持外阴清洁。

急性肾小球肾炎

一、概述

急性肾小球肾炎（简称急性肾炎）是内、儿科的常见病、多发病，可由多种原因引起，以链球菌感染后的急性肾炎最为多见。任何年龄均可发病，但以学龄儿童最为多见，青年次之，中年及老年较少见。本病与中医学中"风水""肾风"相当。

二、临床表现

起病急，病情轻重不一，大多数预后良好，一般在数月至一年内痊愈。有蛋白尿、血尿（镜下或肉眼血尿）、管型尿，常有水肿、高血压或短暂性氮质血症，B超检查肾脏无缩小。部分病例有急性链球菌感染史，或其他感染史，在感染后1～3周发病。

三、治疗

刺络拔罐法

方法一

　　选穴：一为肾俞、三焦俞、大肠俞；二为胃仓、京门、志室、次髎。取上穴，采用刺络拔罐法，先用三棱针点刺微出血后，急用闪火法将罐吸拔在点刺穴位上，留罐5～10分钟，每次取一组穴，每天一次（图4-66）。

方法二

　　取穴分2组：一为三焦俞、气海俞、大肠俞、足三里；二为肾俞、关元俞、天枢、关元。梅花针在应拔部位反复轻轻叩刺后，然后拔罐，留罐10～15分钟。脾肾阳虚者，罐后温和灸治5～10分钟。每天或隔天一次，10次为一疗程（图4-66）。

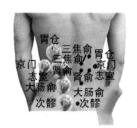
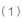
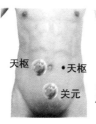
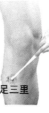

（1）　　　　　　　　（2）　　　　　　　（3）

图4-66　刺络拔罐法

方法一

　　取主穴中脘、关元、足三里、复溜；配穴内关、公孙。采用留针拔罐法。初起加用配穴针刺，留针30分钟。主穴留针拔罐，留罐20～30分钟。每天或隔天一次，10次为一疗程（图4-67）。

方法二

　　取穴分2组：一为天柱、肾俞、肺俞、外关；二为风门、大肠俞、章门、合谷、阴陵泉、三阴交。采用针刺后拔罐法。每次选用1组穴。先用毫针做中强度刺激，不留针，针后拔罐10～20分钟。隔天一次，5次为一疗程（图4-67）。

拔罐
疗法治百病

174

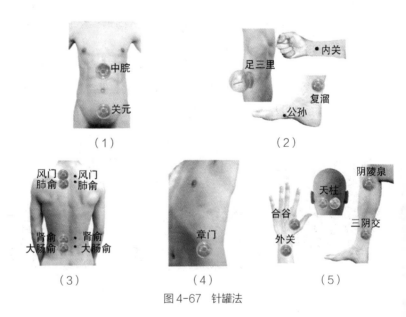

（1）　　　　　（2）
（3）　　　（4）　　　（5）
图4-67　针罐法

取穴脊椎两侧（大杼至关元俞）膀胱经内侧循行线。用梅花针针刺后走罐。虚实论治，虚证按顺时针方向；实证按逆时针方向。先用梅花针叩刺3~5遍后，再在应拔部位和罐口涂以液状石蜡（或特制的药油、药酒）走罐。重证3遍，轻证2遍。每天一次，待诸证缓解后，改为隔天一次，10次一疗程，治愈为止（图4-68）。

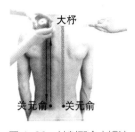

大杼

关元俞 · ·关元俞

图4-68　针刺配合走罐法

四、注意事项

患者治疗期间，应注意休息，以卧床为宜，避免受寒湿感冒，宜用低蛋白、低盐、高维生素饮食。

慢性肾炎

一、概述

慢性肾小球肾炎是由多种病因引起，通过不同的发病机制、具有不同病理改变、原发于肾小球的一组疾病。其临床特点为病程长，多为缓慢进行性。根据本病的临床表现，似属于中医学"水肿""虚劳""腰痛""血尿"等范畴。

二、临床表现

起病缓慢，病情迁延，时轻时重，不同程度的蛋白尿、血尿、水肿及高血压等表现。肾功能逐步减退，后期可出现贫血，电解质紊乱，血尿素氮、血肌酐升高等情况。病程中可因呼吸道感染等原因诱发急性发作，出现类似急性肾炎的表现，也有部分病例可有自动缓解期。

三、治疗

刺络拔罐法

选穴肾俞、三焦俞、京门、志室、次髎。每次选穴2～3个穴，先用三棱针点刺，然后拔罐，留罐15～20分钟，隔天一次，10次为一疗程（图4-69）。

针刺合梅花针加拔罐疗法

取八风、八邪、外关、悬钟等，常规消毒后，用1寸毫针进针后施泻法，得气后留针20分钟出针。将患部消毒，以梅花针自外向内围刺，稍出血后拔罐，留罐10分钟，起罐后擦去污迹，常规消毒。每天一次，5次为一疗程，2日不沾水，以防感染（图4-70）。

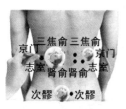

图4-69　刺络拔罐法

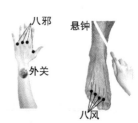

图4-70　针刺合梅花针加拔罐疗法

梅花针叩刺后走罐法

选穴脊椎两侧（大杼至关元俞）膀胱经内侧循行线上。虚证按顺时针方向，实证按逆时针方向。先用梅花针叩刺3～5遍后，在应拔部位和罐口涂液状石蜡走罐。重证3遍，轻证2遍。每天1次，症状缓解后隔天一次，10次为一疗程（图4-71）。

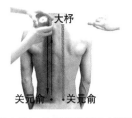
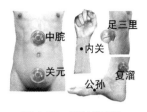

图4-71 梅花针叩刺后走罐法　　　　图4-72 留针拔罐法

留针拔罐法

取主穴中脘、关元、足三里、复溜；配穴内关、公孙。初起加用配穴针刺，留针30分钟。然后主穴留针拔罐20～30分钟。每天或隔天一次，10次为一疗程（图4-72）。

针灸拔罐法

取主穴肾俞、脾俞、足三里；配穴人中、后溪（双侧）。患者站立，先取人中，继取后溪，疼痛较重用泻法，轻者用平补平泻，绵绵不愈者用补法。边行针边活动，每天一次。足三里、脾俞、肾俞用补法，加艾条灸针柄5～10分钟，留针20分钟，每天一次。血瘀者三棱针点刺后拔罐（图4-73）。

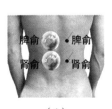
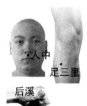

（1）　　　　　　　　　　（2）

图4-73 针灸拔罐法

四、注意事项

本病较顽固，应坚持长时间治疗。肾功能衰竭者配合中西药物治疗。饮食宜用优质蛋白、低盐，适当限制饮水。

前列腺炎、前列腺肥大

一、概述

前列腺炎是各种原因引起的前列腺组织的炎性疾病。常有葡萄球菌、链球菌、杆菌感染，可经过尿道、淋巴及血液传播。有急慢性之分。急性前列腺炎多发于20～40岁青壮年。临床上首先出现寒战、高热，继之出现尿频、尿急、尿痛，甚则血尿，会阴部胀痛，严重者可致尿潴留。慢性前列腺炎临床表现为轻度的尿频、尿急、尿痛，终尿有白色分泌物滴出；会阴、腰骶、小腹及外生殖器刺痛及坠胀感；性功能障碍。前列腺肥大又称前列腺增生症，为常见男性老年病。临床表现早期为夜尿多，进行性排尿困难、尿潴留及充盈性尿失禁，晚期可致尿毒症。本病在中医学中相当于"淋证""癃闭"范畴。

二、临床表现

1. 前列腺炎

慢性前列腺炎的症状多样，复杂多变。常见的症状大致有以下几个方面。

（1）排尿不适：如尿频，排尿时尿道灼热、疼痛并放射到阴茎头部。清晨尿道口可有黏液等分泌物，还可出现排尿困难等症状。

（2）局部症状：后尿道、会阴和肛门处坠胀不适感，下蹲、大便及长时间坐在椅凳上胀痛加重。

（3）放射性疼痛：慢性前列腺炎的疼痛并不止局限在尿道和会阴，还会向其附近放射，以下腰痛最为多见。

（4）性功能障碍：慢性前列腺炎可引起性欲减退和射精痛、早泄，并影响精液质量，在排尿后或大便时还可以出现尿道口流白。

（5）其他症状：可见乏力、头晕、失眠等。

2. 前列腺肥大

症状以夜尿次数增多为明显，小便不通或排尿困难甚至充盈性尿失禁或尿潴留。若并发感染、结石则有尿急、尿痛、血尿。部分患者出现痔疮、疝气、脱肛等并发症。

三、治疗

刺络拔罐法

取三焦经下合穴委阳，三棱针刺络拔罐，再刺阴陵泉、三阴交，先泻后补，每天一次（图4-74）。

选穴命门、三焦俞或阳关、肾俞或关元、箕门。每次选用一组，三棱针点刺后留罐15分钟。每天或隔天一次（图4-74）。

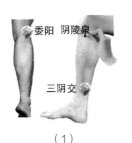

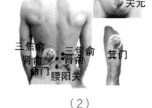

（1）　　　　　　　（2）

图4-74　刺络拔罐法

方法一

　　选穴中极、水道、阴陵泉、三阴交、头维。上穴常规消毒，用毫针刺之，采用平补平泻的手法，取得针感后，选择适当大小的罐，吸拔于针上，留罐15分钟，待皮肤出现红色瘀血后，起罐拔针，头维加电脉冲刺激20分钟。每天一次，3次为一疗程（图4-75）。

方法二

　　选穴关元、天枢、足三里、三阴交、太冲。先针刺关元、天枢，后拔罐。针关元进针向曲骨方向斜刺2.5～3寸，大幅度刮针，使针感传至前阴部。足三里、三阴交用强刺激捻转提插手法，太冲用平补平泻法，留针30分钟，每5分钟行针一次（图4-75）。

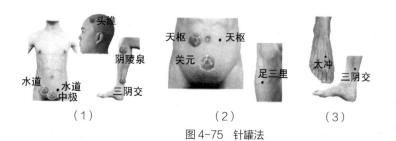

图4-75　针罐法

四、注意事项

　　急性前列腺炎症状明显者应配合服用中西药物，慢性前列腺炎和前列腺肥大疗程较长，应坚持综合治疗。

单纯性肥胖症

一、概述

　　肥胖病是一种社会性慢性疾病，是指机体内热量的摄入大于消耗，造成体内脂肪堆积过多，导致体重超常。肥胖病系指单纯性肥胖，即除外内分泌-代谢病为病因者。肥胖发生率女性多于男性，35岁以后发生率增高，以50岁以上最高。肥胖不仅影响工作、生活、美观，更重要的是对人体健康有一定的危害性。现今已经证实在肥胖人群中糖尿病、冠心病、高血压、中风、胆石症及痛风等疾病的发病率明显高于非超重者，近年来随着人民生活水平的提高和寿命的延长，肥胖患者有所增多，肥胖病的防治工作已经受到重视。

二、临床表现

　　体重：实测体重超过标准体重10%～19%为超重；超过20%为肥胖；20%～30%为轻度肥胖；30%～50%者为中度肥胖；>50%者为重度肥胖。

　　成人标准体重（kg）=［身高（cm）-100］×0.9

　　体重指数=体重（kg）/身高^2（m^2）

　　当体重指数大于24时为肥胖。

　　脂肪百分率（F%）测定：F%=（4.75/D-4.142）×100%。

　　其中D（体密度）测算：男性D=1.0913-0.00116X，女性D=1.0879-0.00133X。其中X=肩胛角下皮皱厚度（mm）+上臂肱三头肌皮皱厚度（mm）（取右侧）。脂肪百分率超过30%者即为肥胖。

火罐法

方法一

　　选穴脾俞、胃俞。脾胃湿热配天枢、曲池、内庭、三阴交；脾胃俱虚配中脘、气海、关元、肾俞、足三里；真元不足配肾俞、命门、三阴交、太溪。内庭针刺，余穴采用单纯拔罐法，留罐20～25分钟。隔天一次，10次为一疗程（图4-76）。

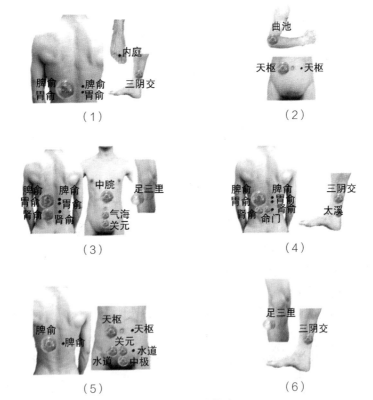

图4-76　火罐法

方法
二

脾俞、三阴交、足三里。第1次配关元、水道；第2次配中极、天枢。交替使用。采用单纯拔罐法，留罐20分钟，每天或隔天一次，10次为一疗程（图4-76）。

留针拔罐法

取穴分2组：一为中脘、天枢、关元、足三里；二为巨阙、大横、气海、丰隆、三阴交。先针刺，留针拔罐，留罐15分钟。大腿围、臀围较大者，加箕门、髀关。每天一次，10次为一疗程（图4-77）。

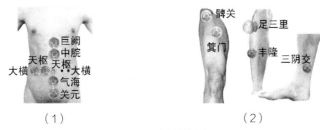

（1）　　　　　　　　　　　（2）

图4-77　留针拔罐法

四、注意事项

治疗前应注意区别单纯性肥胖和继发性肥胖，单纯性肥胖可用拔罐疗法，继发性肥胖应进行病因治疗。拔罐期间，配合腹部按摩效果更佳。

第五章

外科疾病拔罐疗法

下肢静脉曲张

一、概述

下肢静脉曲张是指下肢浅静脉系统处于伸长、蜿蜒而曲张的状态，多发生于持久从事站立工作或体力劳动者。西医学认为，静脉壁软弱、静脉瓣缺陷以及浅静脉内压力升高，是引起浅静脉曲张的主要原因。本病在中医学中属于"筋瘤"范畴。

二、临床表现

患肢发胀，沉重感，易乏力疲劳。小腿静脉隆起弯曲，甚或成团块。足踝轻度水肿，小腿下部、踝部皮肤萎缩、色素沉着，可有慢性溃疡。

三、治疗

孟氏中药拔罐疗法

选穴足三里、三阴交、涌泉、委中、承山。拔罐之前和拔罐之后分别在拔罐的局部外涂中药拔罐液。还可在静脉曲张部位每日涂3次中药拔罐液（图5-1）。

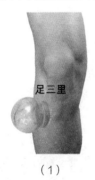
（1）

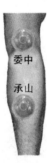
（2）

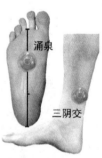
（3）

图5-1　孟氏中药拔罐疗法

四、注意事项

适当休息，抬高患肢，避免站立过久。

血栓闭塞性脉管炎

一、概述

血栓闭塞性脉管炎是一种累及血管的炎症和闭塞性病变，主要侵袭四肢中的小动静脉，以下肢血管为主，多发于男性。本病在中医学中属于"脱疽"范畴。

二、临床表现

患者多为男性，典型表现为：患肢疼痛，局部皮肤发凉、怕冷，因缺血呈苍白色、干燥、脱屑，指甲增厚、变形，肌肉萎缩、感觉障碍麻木，足趾部持续性痛，夜间加重，间歇性跛行，因累及血管不同，可出现足背动脉、腘动脉、桡动脉、肱动脉等搏动减弱或消失。严重者出现局部溃疡，坏死形成坏疽。

三、治疗

刺络拔罐法

取穴：一为承山、三阴交、绝骨、足背部丘墟、解溪等；二为殷门、委中、承山；三为阴廉、伏兔；四为尺泽、内关、外关、劳宫、手背部阳池、中渚等。根据患病部位的不同，而取相应穴位。胫后动脉、足背动脉无搏动者，取第1组穴；腘动脉无搏动者，取第

2组穴；股动脉无搏动者，取第3组穴；尺、桡动脉无搏动者，取第4组穴。穴位消毒，用消毒过的粗短毫针、三棱针或小斜口刀进行散刺，或以皮肤针做较重的叩刺。根据患者体质强弱或病情轻重，适当掌握刺激的强度。轻刺法以皮肤红晕为度，中刺法以皮肤表面尘粒样出血为度，重刺法以皮肤表面芝麻样点状出血为度。然后在叩刺部位进行拔罐，留罐5～10分钟，每周2～3次（每次出血量以不超过10ml为宜）（图5-2）。

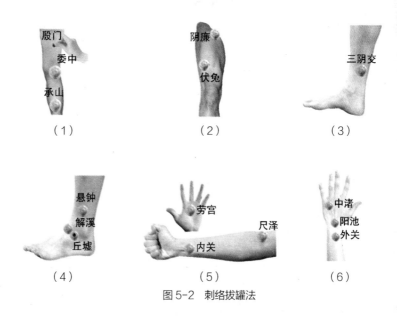

（1）　　　　　　　（2）　　　　　　　（3）

（4）　　　　　　　（5）　　　　　　　（6）

图5-2　刺络拔罐法

四、注意事项

本病应坚持治疗，注意保暖、戒烟。

痔疮

一、概述

　　痔疮是直肠下端黏膜下和肛管皮肤下扩张屈曲的静脉团，多见于成年人，主要是肛门静脉回流发生障碍而引起，如怀孕、便秘、腹泻、久坐等。痔疮位于齿状线以上为直肠黏膜所覆盖者为内痔，常见排便或便后肛门出血，重者可脱出甚至感染，外痔位于齿状线以下，为肛管皮肤所覆盖，一般无明显症状，但痔静脉破裂，血块凝于皮下时会出现肛门剧痛，并有肿物出现。

二、临床表现

1. 内痔

　　一期内痔：便血，色鲜红，或无症状。肛门镜检查：齿线上方黏膜隆起，表面色淡红。

　　二期内痔：便血，色鲜红，伴有肿物脱出肛外，便后可自行复位。肛门镜检查：齿线上方黏膜隆起，表面色暗红。

　　三期内痔：排便或增加腹压时，肛内肿物脱出，不能自行复位，需休息后或手法复位，甚者可发生嵌顿，伴有剧烈疼痛，便血少见或无。肛门镜检查：齿线上方有黏膜隆起，表面多有纤维化。

2. 外痔

　　炎性外痔：肛缘皮肤损伤或感染，呈红肿或破溃成脓，疼痛明显。

　　血栓性外痔：肛缘皮下突发青紫色肿块，局部皮肤水肿，肿块初起尚软，疼痛剧烈，渐变硬，可活动，触痛明显。

　　静脉曲张性外痔：排便时或久蹲，肛缘皮有柔软青紫色团块隆起（静脉曲张团），可伴有坠胀感，团块按压后可消失。

3. 混合痔

便血及肛门部肿物，可有肛门坠胀、异物感或疼痛。可伴有局部分泌物或瘙痒。肛管内齿线上下同一方位出现肿物（齿线下亦可为赘皮）。

三、治疗

刺血拔罐法

取骶部皮肤脉络。先用三棱针点刺，然后拔罐10～15分钟，以拔出血3～10ml为度（图5-3）。

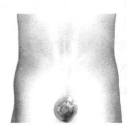

图5-3 刺血拔罐法

刺络拔罐法

方法一
取穴腰阳关。患者取俯卧位，皮肤常规消毒，用三棱针对准穴位快速垂直刺入0.2～0.3cm，不提插捻转，随即出针，以出血为佳，再拔罐10～15分钟，起罐后消毒创面，纱布包扎。1周治疗一次（图5-4）。

方法二
取大肠俞。患者俯卧，两侧大肠俞常规消毒，用三棱针快速刺入0.5～1cm。进针后将针体左右摇摆5～6次，使同侧肢体有酸麻胀感时起针，后迅速于针眼处拔罐，留罐20分钟。起罐后用酒精棉球压迫止血，胶布固定。每隔3日治疗1次，3次为1疗程（图5-4）。

方法三

长强穴。患者仰卧，常规消毒，用三棱针挑破络脉后拔罐10~15分钟，每天一次，5次为一疗程（图5-4）。

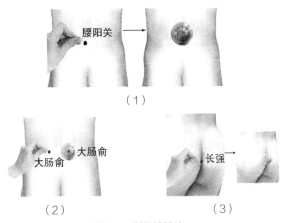

（1）

（2）　　　　　　　（3）

图5-4　刺络拔罐法

针挑拔罐法

俯卧，暴露背部，在第7胸椎以下骶部以上，两腋后线之间寻找痔点（圆形或椭圆形，稍突出于皮肤略带色素，针尖大小，压之不褪色），无痔点者取大肠俞或周围压痛点，常规消毒后，三棱针挑破痔点皮肤，针的方向与脊柱平行，使创口长约0.5cm，深0.2~0.3cm，可挑出白色透明纤维样物，将其挑断，以挑尽为好。再用拔火罐在挑过的痔点上拔出瘀血（约10分钟），起罐后清除瘀血，在挑口上覆盖消毒棉球，创可贴固定。肛周炎肿、炎性外痔、血栓性外痔，可

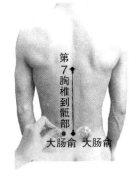

图5-5　针挑拔罐法

用中草药（皮硝50g，大蓟、石蒜、苦参、大黄各30g，红花20g）水煎熏洗坐浴，每次30分钟（图5-5）。

四、注意事项

治疗期间配合热水浴效果好。患者平素应多食新鲜蔬菜，忌食辛辣，加强提肛功能锻炼，养成定时大便的习惯，以保持大便通畅，防止便秘。

脱肛

一、概述

脱肛是指直肠黏膜、直肠壁全层和部分乙状结肠向下移位、脱出肛门之外的疾病，又称直肠脱垂。本病在中医学中属于"脱肛"范畴。

二、临床表现

本病起病缓慢，无明显全身症状。早期大便时可有直肠黏膜充血，水肿或糜烂，伴有血性黏液从肛门流出，刺激肛门周围皮肤导致瘙痒。如身体虚弱，日久失养致直肠各层组织下移，常因咳嗽、下蹲及行走时脱出，有时不能自行还纳，须用手托或卧床休息方能还纳。由于直肠黏膜长期受到异物刺激，可出现直肠黏膜充血、水肿、表面溃疡、黏液分泌增多、出血，肛门坠胀、酸痛，尿频，腹胀等症状。

三、治疗

梅花针叩刺拔罐法

取穴：一为气海俞、大肠俞、白环俞；二为身柱、脾俞、气海俞；三为中脘、气海、关元。每次选1组，用梅花针叩刺后拔罐15分钟，每天或隔天一次（图5-6）。

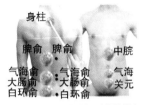 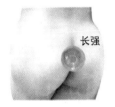

图5-6　梅花针叩刺拔罐法　　　　图5-7　针刺后拔罐法

针刺后拔罐法

取长强穴。用毫针针刺得气后，垫棉垫拔罐15分钟，隔天一次（图5-7）。

刺络拔罐法

方法一

在第3腰椎至第2骶椎之间，脊柱中线旁开1.5寸处的纵线上任选2点，用三棱针点刺后拔罐15分钟，隔天一次（图5-8）。

方法二

取穴：一为大椎、肝俞、白环俞；二为身柱、脾俞、气海俞；三为中脘、气海俞、关元俞。以上三组穴，每次1组，用三棱针点刺后拔罐，留罐10～15分钟，每天或隔天一次（图5-8）。

方法三　取穴长强、脾俞、气海、百会。以上诸穴常规消毒后，用三棱针点刺3~5下，使之出血，然后立即拔罐于所刺部位，留罐10~15分钟，至皮肤出现紫红色瘀血现象或拔出数滴瘀血为止，起罐后擦净血迹。百会穴不宜拔罐，可采取毫针针刺，提插捻转补法治疗。隔天一次，10次为一疗程（图5-8）。

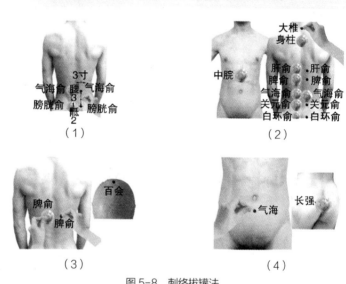

图 5-8　刺络拔罐法

针挑拔罐法

选穴腰骶部阳性点（结节、变色点、怒张小血管等）。先在腰骶部寻找2~4个阳性点，局部消毒后用三棱针挑断病理反应点上的皮内、皮下纤维3~5根，然后立即拔罐，留罐10~15分钟，拔出瘀血数滴或皮肤出现紫红色瘀血现象为止，每周2~3次，每次选挑2~4个穴位，10次为一疗程。

四、注意事项

严重脱肛者，应配合内服、外用中药等其他疗法。患者应注意休息，避免腹压增加的动作，并积极进行提肛锻炼，加强营养，增强体质。

手术后肠粘连

一、概述

手术后肠粘连是一种腹腔手术后遗症，在临床上较常见。本病在中医学中相当于"腹痛""呕吐"范畴。

二、临床表现

腹部无明显压痛（或仅与腹部手术疤痕局部深压不适）和肌紧张。轻症肠粘连表现为腹胀、腹痛、便秘、恶心呕吐、食欲不振。肠梗阻时则出现阵发性腹部绞痛、恶心呕吐、腹胀、停止自肛门排便排气，查体腹部可见肠型及蠕动波，肠鸣音亢进，有气过水声。

三、治疗

闪罐法

选穴腹部四募穴（中脘、关元、天枢左右各1穴）。采用闪罐法，每次连续闪拔15～20下，然后留罐5～10分钟，每天一次（图5-9）。

火罐法

选穴阿是穴（切口处，待伤口愈合后再行拔罐）、肾俞、大肠俞、中脘、足三里。采用火罐法，留罐10～15分钟，每天一次（图5-10）。

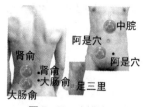

图 5-9　闪罐法　　　　　图 5-10　火罐法

刺络拔罐法

取穴：一为大椎、阿是穴；二为身柱、阿是穴。先用三棱针在穴位上点刺，后拔罐，留罐10分钟，每次一组，每天或隔天一次（图5-11）。

梅花针叩刺后拔罐法

选穴大肠俞、次髎。用梅花针叩刺后拔罐20分钟，待腹部胀满稍有缓解时，可加中脘、气海、天枢拔罐20分钟，每天一次，5次为一疗程（图5-12）。

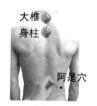

图 5-11　刺络拔罐法

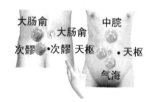

图 5-12　梅花针叩刺后拔罐法

四、注意事项

肠粘连可用拔罐疗法。肠粘连引起梗阻时，应区分属单纯性肠梗阻还是绞窄性肠梗阻，如属前者可行拔罐治疗，后者应手术。中药拔罐同时，也可配合行气活血药物治疗。

乳腺小叶增生症

一、概述

乳腺小叶增生症是指乳腺小叶实质发生非炎症性散在的结节样良性增生病变。多见于中年妇女。本病在中医学中相当于"乳癖"范畴。

二、临床表现

乳房胀痛和乳内肿块为主要症状。乳房肿痛或触痛为单侧或双侧，在乳房部位可触及1个或数个大小不等的肿块，小者如黄豆，大者可超过3～4cm，以乳房外上象限多见。多数患者具有周期性疼痛的特点，月经前期发生或加重，月经后减轻或消失，可伴见月经失调、痛经、心烦易怒等症状。

三、治疗

孟氏中药拔罐疗法

选穴膻中、丰隆、太溪、肩井、天宗、肝俞、外关。拔罐之前和拔罐之后分别在拔罐的局部外涂中药拔罐液（图5-13）。

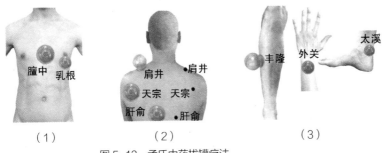

（1）　　　　　（2）　　　　　（3）

图5-13　孟氏中药拔罐疗法

四、注意事项

注意与乳腺恶性肿瘤鉴别，必要时行细胞学或病理学检查以明确诊断。

急性乳腺炎

一、概述

急性乳腺炎是乳房的急性化脓性感染，大部分患者是产后哺乳期的妇女，尤其以初产妇更为多见。中医学中称为"乳痈"。

二、临床表现

患者多数为哺乳期妇女，尤以未满月的初产妇为多见。初起乳房内有疼痛性肿块，皮肤不红或微红，排乳不畅，可有乳头破裂糜烂。化脓时乳房肿痛加重，肿块变软，有应指感，溃破或切开引流后，肿痛减轻。如脓液流出不畅，肿痛不消，可有"传囊"之变。溃后不收口，渗流乳汁或脓液，可形成乳漏。患侧腋下可有臖核肿大疼痛。多有恶寒发热、头痛、周身不适等症。

三、治疗

刺络拔罐法

方法一

取穴分2组。一为乳根、肩井、膻中；二为天宗、膏肓、大椎。用刺络拔罐法，留罐10～15分钟。每日选用一组（图5-14）。

方法二

选穴：一为肩井、乳根；二为乳房四周、天宗穴。取第1组穴以及背部相对应的压痛点，先用三棱针在穴位及压痛点点刺出血，后将罐吸拔在穴位上，留罐15分钟，每天一次。若伴有发热者，加大椎穴，施以刺络拔罐法。亦可取第2组穴，行温水罐法，天宗采用毫针罐法，留罐15分钟，每天一次。若乳房已化脓，选用火针刺入脓肿波动感最明显处，缓慢出针，后选用口径与脓肿相当或较大的罐具，吸拔在刺点上，留罐2~3分钟，起罐后擦净脓血，外敷消炎纱条，每日换药一次（图5-14）。

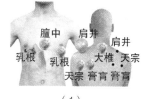（1）
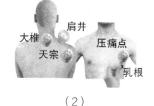（2）

图5-14 刺络拔罐法

梅花针叩刺后拔罐法

方法一

取穴乳房局部硬结处、乳根、膏肓、神封。发热恶寒者配大椎、委中、合谷；腋下淋巴结肿大者配肩井、曲池。主穴先用梅花针叩刺至微出血，后拔罐10~15分钟，配穴用三棱针点刺放血3~4滴，或再在大椎穴上拔罐。隔日治疗一次（图5-15）。

方法二

取穴分2组。一为膈俞、膏肓、魄户、曲泽或背部反应点（多见于颈项之间，不高于皮肤，颜色鲜红，指压不褪色）1～3处；二为局部硬结处，或乳根、膻中、委中、期门、肩井等2～3处。第1组穴用三棱针点刺出血不拔罐，第2组用梅花针叩刺，以微出血为度，后拔罐5～10分钟，每天一次（图5-15）。

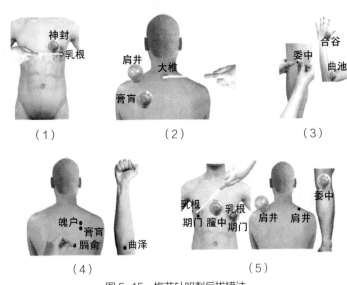

（1）　　　　　（2）　　　　　（3）

（4）　　　　　　（5）

图5-15　梅花针叩刺后拔罐法

刺血拔罐法

取患乳局部、膺窗、肺俞、乳根、心俞。用三棱针点刺患乳局部中心出血后，拔罐并留罐10～15分钟，吸出脓血，每次选2个穴点刺出血后拔罐（图5-16）。

走罐法

取患侧乳房相对应的背部。在拔罐部位涂一些液状石蜡，拔罐，沿背部上下移动4次，局部见瘀点后取下火罐，每天一次（图5-17）。

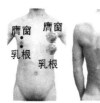

图 5-16　刺血拔罐法

图 5-17　走罐法

四、注意事项

　　发病后应积极诊断和治疗，以防病情加重，必要时配服清热解毒中药和使用必要的抗生素。产后应养成定时哺乳的习惯，注意乳头清洁。产妇乳汁过多，哺乳后尚未排尽时，可用吸乳器或用手挤压按摩，使乳汁排出，防止淤积。

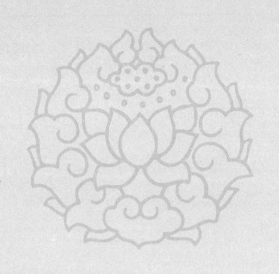

第六章

皮肤科疾病拔罐疗法

痈

一、概述

痈是指发生于皮肉间多个相邻的毛囊及皮脂腺的急性化脓性炎症。相当于西医的皮肤浅表脓肿、急性化脓性淋巴结炎等，不同于西医所称的痈。

二、临床表现

初起局部呈现肿、硬的结节，逐渐增大，顶高根束或根盘散漫；疮顶或有脓栓，或有多个脓头，或内有结块；疮色或焮红或微红，或肤色不变；疼痛明显，拒按。随病情发展，肿块由硬变软，疮色焮红，啄痛应指。溃后脓出，质稠色鲜，肿消痛减，腐脱新生。常伴有恶寒发热，全身不适，纳减，尿赤便干，舌苔薄黄，脉弦或滑数。

三、治疗

刺络（刺血）拔罐法

方法一

取穴痈肿处。在痈肿处用三棱针点刺5点，点刺后并用火罐连续扣拔3~4次，然后静置留罐10分钟。适于痈肿未溃无脓者（图6-1）。

方法二

头面、颈部感染取第7颈椎，以大椎穴为中心；手指及上肢感染选对侧肩胛区（相当于4~6胸椎与肩胛骨内缘之间）；足趾、下肢、臀及会阴部感染，选腰骶关节以下，以双上髎穴为中心；胸、腹部在背、腰部相对应处拔罐。治疗部位在腹部以上取坐位，臀及会阴以下取俯卧位。选取治疗部位后，局部消毒，用三棱针轻刺3下，随即在针刺部位加拔火罐，留置10分钟后取下（图6-1）。

方法三

取穴：一为疖肿局部及周围皮肤；二为大椎、身柱、灵台。第2组穴先用三棱针点刺放血，然后再拔火罐。如多发性疖肿初期，尚未形成脓肿或仅有小的脓头者，可在疖肿病灶部和周围拔罐。发现有高度充血或瘀血时取罐，如已形成脓肿，拔火罐可起到引流排脓作用，如创口通畅，用75%乙醇消毒后，即可将火罐直拔于创口上，如无创口或创口过小，应先将创口扩大，用火罐吸拔后，不加引流，即能迅速自愈。拔罐时间不宜过长，待脓液及坏死组织全部被吸出，并有新鲜血液流出时，即可将罐子取下，然后用消炎膏和消毒敷料保护伤口（图6-1）。

方法四

取穴病变局部、身柱、灵台、合谷、委中。已成脓者，将病变局部严格消毒，用直径约2mm的粗针于酒精灯上烧红后，迅速刺入脓腔中，然后快速拔针（不得刺入过深，以免伤及正常组织），选择消毒好的火罐，相当或略大于脓肿的玻璃火罐，用闪火法将罐扣于脓肿上，针刺点须在罐口之内，留罐5~10分钟，至脓血全部吸出并有新鲜血液流出为止，起罐后局部消毒，用消毒敷料保护伤口。然后将身柱、灵台、合谷、委中穴进行点刺放血拔火罐，吸出邪热毒血。隔日治疗一次，4~6次为一疗程。本法适用于疖已溃脓者（图6-1）。

方法五

　　取穴颈、背、腰、臀部取委中穴或阴谷穴及病灶局部，胸腹壁取阳交、局部。选取穴位处明显暴胀的血络，用三棱针直刺出血，血止拔罐2～3分钟。再刺红肿局部，待脓血溢出，加拔火罐。若脓肿已成者，可不刺肢体穴位，只刺局部病灶（图6-1）。

方法六

　　痈肿未成脓者，局部消毒，用三棱针点刺放血，再用闪火法拔罐15分钟，然后艾灸10分钟，至周围皮肤红热灼微痛；成脓未溃者，消毒皮肤后，用三棱针点刺放脓，再用闪火法拔罐15分钟，至黑色血液流出，再艾灸10分钟，至周围皮肤红热灼痛；脓已溃者，不用三棱针点刺，直接用闪火法拔罐10分钟，吸出脓液及暗红血液，直至无脓液或暗血液出，再艾灸10分钟至皮肤灼热。每天一次，不用抗生素及其他疗法（图6-1）。

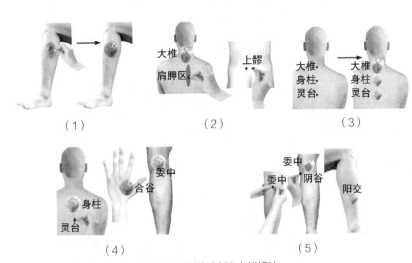

（1）　　　　（2）　　　　（3）

（4）　　　　（5）

图6-1　刺络（刺血）拔罐法

刺脓拔罐法

常规消毒行局麻，用消毒之三棱针直刺脓腔中央，脓液可随针眼流出，继之以闪罐法拔罐于针眼处，约10分钟后取下火罐，以手按压脓腔，使脓液向针眼处集中，再次拔罐，当日可重复3次，必要时可在一个脓腔的2~3个不同部位施术，术毕针口消毒，敷以无菌纱布。间隔1~2天再施术。术后配合抗生素及中药清热解毒、通乳活络、软坚散结治疗。

四、注意事项

拔罐后应保持脓腔引流通畅，若引流口被坏死组织阻塞时，可用蚊式血管钳轻扩引流口，并夹出坏死组织。若脓液较稠，引流不畅时，可取3%过氧化氢或生理盐水冲洗脓腔，以利排脓。拔罐后的3~5天内用鱼石脂软膏外敷，每日换药1次，或用药物做成的纱条置于伤口内，隔1~2天换药1次。在治疗期间，忌食鱼、虾、蟹等发物以及辛辣刺激性食物。对于深部脓肿局部不宜采用拔罐法。若患者高热，可投中药清热解毒之剂，或用抗生素。

疖病

一、概述

疖是发生在皮肤浅表部位的急性化脓性疾患，俗称"疖子""火疖"，有的地方叫"白头老"。西医学认为疖是发生在皮肤单个毛囊皮脂腺及汗腺的急性化脓性炎症。常由葡萄球菌侵入毛囊周围组织引起。本病中医学中属"坐板疮""发际疮"范畴。

二、临床表现

初起局部皮肤红肿热痛，呈锥形隆起。数日后，结节中央因组织坏死而变软，出现黄白色小脓栓，待脓栓脱落，排出脓液，炎症便逐渐消失而愈。部分疖无脓栓，应设法促使脓液排出，加快愈合。可伴有发热、口干、便秘等全身症状。

临床分类如下。

石疖（有头疖）：患处皮肤上有一指头大小的红色肿块，灼热疼痛，突起根浅，中心有一脓头，出脓即愈。

软疖（无头疖）：皮肤上有一红色肿块，范围约3cm，无脓头，表面灼热，触之疼痛，2～3日化脓后为一质软的脓肿，溃后多迅速愈合。

蝼蛄疖：多发于儿童头部，未破如蟮拱头，已破如蝼蛄串穴。

三、治疗

刺血拔罐法

方法一

颈、背、腰、臀部疖肿者取委中穴或阴谷穴及病灶局部，胸腹壁取阳交、局部阿是穴。选取穴位处明显暴胀的血络，用三棱针直刺出血，血止拔罐2～3分钟。再刺红肿局部，待脓血溢出，加拔火罐。若脓肿已成者，可不刺肢体穴位，只刺局部病灶（图6-2）。

方法二

取穴：一为疖肿局部及周围皮肤；二为大椎、身柱、灵台。第2组穴先用三棱针点刺放血，然后再拔火罐。如多发性疖肿初期，尚未形成脓肿或仅有小的脓头者，可在疖肿病灶部和周围拔罐。发现有高度充血或瘀血时取罐，如已形成脓肿，拔火罐可起到引流排脓作用，如创口通畅，用75%乙醇消毒后，即可将火罐直拔于创口上，如无创口或创口过小，应先将创口扩大，用火罐吸拔后，不加引流，即能迅速自愈。拔罐时间不宜过长，待脓液及坏死组织全部被吸出，并有新鲜血液流出时，即可将罐子取下，然后用消炎膏和消毒敷料保护伤口（图6-2）。

方法三

取病变局部、身柱、灵台、合谷、委中。已成脓者，将病变局部严格消毒，用直径约2mm的粗针于酒精灯上烧红后，迅速刺入脓腔中，然后快速拔针（不得刺入过深，以免伤及正常组织），选择消毒好的火罐，相当或略大于脓肿的玻璃火罐，用闪火法将罐扣于脓肿上，针刺点须在罐口之内，留罐5～10分钟，至脓血全部吸出并有新鲜血液流出为止，起罐后局部消毒，用消毒敷料保护伤口。然后将身柱、灵台、合谷、委中穴进行点刺放血拔火罐，吸出邪热毒血。隔日治疗一次，4～6次为一疗程。本法适用于疖已溃脓者（图6-2）。

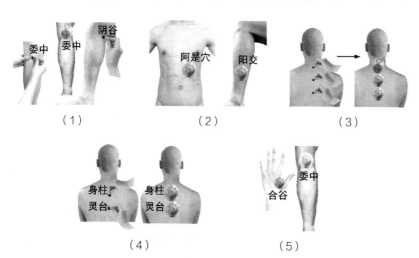

委中　委中　阴谷
（1）

阿是穴　阳交
（2）

（3）

身柱　身柱
灵台　灵台
（4）

合谷　委中
（5）

图6-2　刺血拔罐法

方法 一

　　患者将一侧上肢（男左女右）上举，置于对侧肩后，手心向背，伸直手指，中指所指的地方（天宗）即为挑刺放血的部位。然后用75%酒精棉球消毒，再用消毒三棱针将找到的脓包、丘疹、红点或变形的毛孔挑破出血，然后拔罐15~20分钟。每天一次（图6-3）。

方法 二

　　主穴灵台。配穴依据疖的部位循经取穴，如生于面口者配合谷，生于颈后、下肢及背部者配委中，生于上肢者配曲池、外关。取正坐位，患者双肩下垂，背部暴露，医者左手拇、食二指将灵台部位捏住，右手持三棱针挑刺，使其微出血。挑刺后拔火罐10~15分钟，委中部位有静脉瘀血时，应刺出血，无静脉瘀血者，可按上法挑刺委中出血，余穴常规针刺捻转手法留针15~30分钟，5~10分钟行针一次，间日治疗一次（图6-3）。

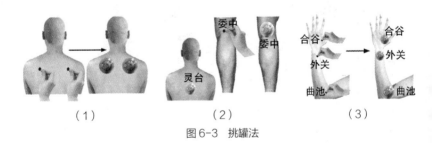

（1）　　　　　　　（2）　　　　　　　（3）

图6-3　挑罐法

四、注意事项

　　初起，切忌挤压、针挑。在红肿发硬期切忌切口，以免引起感染扩散。疔疮走黄者，病情凶险，须及时救治，采取中西医结合的方法治疗。在治疗期间，忌食鱼、虾、蟹等发物以及辛辣刺激性食物。对于深部脓肿局部不宜采用拔罐法，脓成者宜排脓。排脓后，用生理盐水将药和脓血清洗干净，伤口用抗感染的纱布覆盖，以加速伤口愈合。若患者伴有高热，可配合中药或抗生素治疗。

痤疮

一、概述

痤疮又名寻常性痤疮，是毛囊皮脂腺结构的慢性、炎症性疾病。中医学中称为"粉刺"，是发生于颜面、胸、背等处的一种毛囊、皮脂腺的慢性炎症。其特点是多发生于青年男女，皮损丘疹如刺，可挤出白色碎米样粉汁。

二、临床表现

青春期开始发病，好发于面部、上胸及背部皮脂腺发达部位，对称分布。皮损为毛囊性丘疹、脓疱、结节、囊肿、黑头粉刺和瘢痕，伴有皮脂溢出，呈慢性发展。

三、治疗

刺络拔罐法

方法一

　　取大椎穴三棱针点刺，出血处拔火罐5～10分钟，每周一次，连续3～4次（图6-4，图6-5）。

方法二

取双侧肺俞、膈俞、脾俞、胃俞、大肠俞，背部小红点（在脊柱和膀胱经循行于背部的第2行之间部位选取）。每次取背俞穴4个，小红点2个，如无小红点则取背俞穴6个。局部消毒后，用三棱针刺破皮肤，再将4号火罐用闪火法在上述部位拔罐，吸出血液0.5~1ml。每周2次，1个月为一疗程。配用中药：脾胃积热用三黄丸；痤疮感染用连翘败毒丸；肝经风热用桑皮、金银花、黄芩、枇杷叶、海浮石各10g，黄连3g，生甘草6g，夏枯草12g，每日1剂水煎服。治疗1~2疗程（图6-4，图6-5）。

方法三

取穴神阙、大椎。神阙穴用大号火罐拔罐，留罐10分钟。大椎揉捏至皮肤发红，用三棱针点刺4~5次，挤出血液数滴，再在该穴拔罐，留罐5~10分钟，4~5天一次，3次为一疗程，共治3个疗程（图6-4，图6-5）。

方法四

取大椎、肺俞、膈俞穴，用三棱针点刺出血少许，用大号玻璃罐，以闪火法迅速拔在穴位上，留罐15~20分钟，3天一次，7次为一个疗程（图6-4，图6-5）。

方法五

第1组取大椎、至阳和二穴两侧夹脊穴；第2组取身柱、筋缩和二穴两侧夹脊穴；第3组取神道、脊中和二穴两侧夹脊穴。用三棱针点刺第1组穴后，再用闪火法将玻璃火罐2个分别拔在大椎穴、至阳穴上，留罐5

分钟后去罐，擦净血迹，第2次治疗时取第2组穴，第3次治疗取第3组穴，方法同上。隔3日行第2次治疗，10日为一疗程（图6-4，图6-5）。

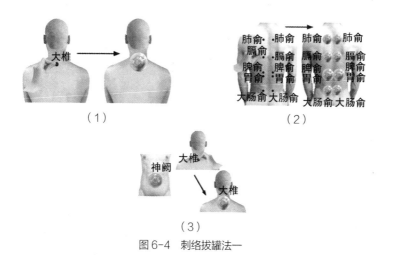

图6-4　刺络拔罐法一

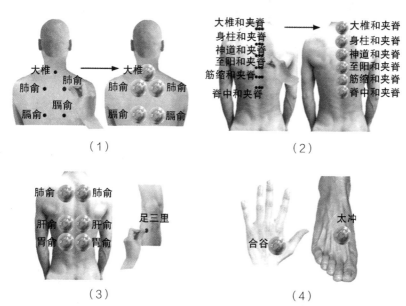

图6-5　刺络拔罐法二

方法六

肺热型取肺俞、合谷；胃热型取胃俞、足三里；血热型取肝俞、太冲。用三棱针快速点刺穴位3～5次，然后用闪火法拔罐于其上，使出血适量。同时配合用针刺合谷、足三里、太冲穴，采取疾刺疾出针法，隔天一次，10次为一疗程（图6-4，图6-5）。

梅花针叩刺后拔罐法

背俞穴取肺俞、胃俞、脾俞。用梅花针叩刺，从轻到重，至微出血，然后在各穴拔火罐，留罐10～15分钟。再用三棱针点刺耳尖穴挤出血液3～5滴。拔罐每天一次，叩刺和耳尖放血每2～3天一次，10天为一疗程，共治2个疗程（图6-6）。

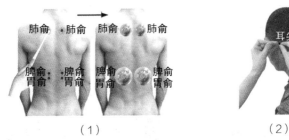

（1）　　　　　　　　　　（2）

图6-6　梅花针叩刺后拔罐法

拔罐与挑治疗法

方法一

取大椎穴，针刺得气后用大号拔火罐拔于穴位20～30分钟，每天一次。病情顽固者，配合膀胱经走罐、耳尖放血、耳穴压豆。然后再第1～7胸椎棘突旁开5cm内找阳性点（灰白色、棕色、暗红色、褐色针帽大小压之不褪色的丘疹），如无阳性点可直接在督脉或膀胱经上挑治。用尖端钩的三棱针将皮肤挑破，钩断皮下白色纤维组织，剪断暴露在外的纤维组织，闪火法拔罐，拔出少许血液，消毒棉球覆盖，固定。每次挑2点，每周2次，10次为一疗程（图6-7）。

取穴：一为肺俞、膈俞、脾俞；二为心俞、肝俞、胃俞。均为双侧取穴。患者俯卧于床，消毒背部俞穴，执三棱针对准所选穴位快速挑刺，以微出血为度。继用闪火法分别在所选穴位上拔罐，留罐10分钟。起罐后擦净血迹，轻抹抗生素以防感染。两组穴交替使用，隔天一次，10次为一疗程（图6-7）。

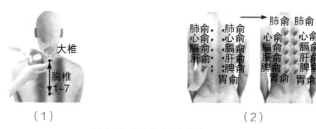

图6-7　拔罐与挑治疗法

锋勾针配合火罐疗法

取第10胸椎以上肩背部选压痛觉最敏感或呈棕褐色的1～2疹点（先按摩，可促使疹点出现），行锋勾针勾刺。出针后再拔火罐，使出血1～2ml，起罐。隔天一次，10次为一疗程，疗程间隔3～4日。

耳穴贴压加叩刺拔罐疗法

取耳穴面颊、肺、胃、神门、交感、大肠、内分泌、肾上腺。将王不留行籽贴于上述穴位上，嘱患者每日按压耳穴3次，每次5～10分钟，每3日贴一次，两耳交替使用，10次为一疗程（图6-8）。

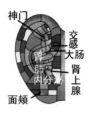
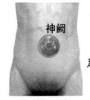

图6-8 耳穴贴压疗法　　　图6-9 神阙穴拔罐加自血穴位注射疗法

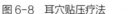

　　取神阙穴拔罐约10分钟，起罐后，该穴有黄水流出，用棉球擦干，并用另一干棉球敷脐上，8小时取下。自血穴位注射：取双侧足三里穴，在常规消毒下用5ml注射器，抽取静脉血4ml，再刺入另一侧足三里穴，如法操作。每周一次，2次为一疗程（图6-9）。

四、注意事项

　　拔罐治疗本病有较好的效果，但患者必须坚持治疗1～2个疗程才能收到较满意的效果。在治疗期间，患者应禁忌辛辣刺激性食物，切忌挤压尚未成熟的痤疮。切忌用刺激性较强的香皂洗脸。

湿疹

一、概述

　　湿疹是由多种内外因素引起的过敏性、炎症性皮肤病。其特点为多形性皮疹，倾向湿润，对称分布，易于反复和慢性化，自觉剧烈瘙痒。好发于面部、肘窝、四肢屈侧及躯干等处。急性湿疹表现为红斑、皮疹、水疱、糜烂、渗液、结痂，皮屑脱掉后无痕迹遗留；慢性湿疹皮肤增厚，纹理加深，结痂，边缘清晰，呈苔藓样，经久

拔罐疗法治百病

不愈；亚急性湿疹是介于急、慢性之间的阶段，自觉症状为明显瘙痒，阵发性加剧，甚至奇痒难忍。本病在中医学中相当"浸淫疮"范畴。

二、临床表现

急性湿疹急性发作，可发生于身体任何部位，全身泛发或局限于一处，常对称分布，皮疹呈多形性，可见红斑、丘疹、丘疱疹、水疱、糜烂、搔痕、结痂等，渗出明显，瘙痒剧烈。

亚急性湿疹是由急性湿疹治疗不当或未及时处理演变而来，皮疹以小丘疹、鳞屑、结痂为主，可见少量渗出，瘙痒剧烈。

慢性湿疹可由急性或亚急性期反复发作不愈而成，亦可一开始即为慢性湿疹，皮损多局限于一处或多处，局限性或泛发性浸润性肥厚，呈暗褐色或棕色色素沉着，上覆以少量鳞屑或呈苔藓化。

三、治疗

刺络拔罐法

选穴大椎、曲池、血海、委中、病变局部。将穴位常规消毒，每穴用三棱针点刺3~5下，选择适当大小火罐拔罐，留罐10~15分钟，起罐后擦净血迹。然后在皮损局部用三棱针散刺数下，立即拔罐，至拔出适量的瘀血及渗液，起罐后擦净血迹。每周治疗2~3次，10次为一疗程（图6-10）。

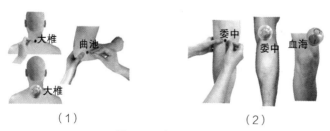

（1）　　　　　　　　　　（2）

图6-10　刺络拔罐法

方法一

　　主穴取曲池、百虫窝、合谷、三阴交、行间、内庭，梅花针叩刺皮疹部位。湿热内蕴型配蠡沟、丰隆、肺俞、大椎交替刺络拔罐。血虚风燥型配膈俞、脾俞、足三里，膈俞与大椎刺络拔罐。曲池、合谷、三阴交均直刺，用平补平泻法；百虫窝、行间、内庭均直刺，用捻转泻法。梅花针叩刺皮疹，以中度出血为止。蠡沟与皮肤呈45°斜刺0.5～1寸，行迎随补泻之泻法。丰隆直刺，提插泻法，血海直刺，施提插捻转补法。脾俞向脊椎方向斜刺，捻转补法。每天一次（图6-11）。

方法二

　　选穴大椎、三阴交、曲池、病变局部。以上穴位用毫针针刺，大椎穴中等强度刺激，三阴交、曲池用强刺激手法，感应最好能向四周扩散。病变局部常规消毒后，用皮肤针叩刺，使之出血，然后拔罐5～10分钟，每周治疗2～3次（图6-11）。

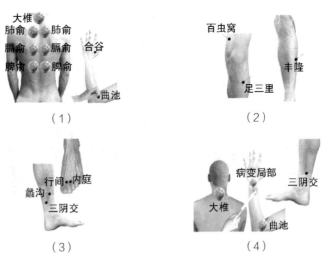

（1）　　　　　　　　　（2）

（3）　　　　　　　　　（4）

图6-11　针刺配合刺络拔罐疗法

梅花针加火罐疗法

用梅花针均匀叩刺患处，以局部渗血为度，并在患处行走罐疗法，隔天一次，7次为一疗程（图6-12）。

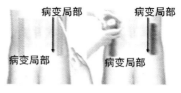

图6-12 梅花针加火罐疗法

四、注意事项

急性期皮损要避免局部刺激，如搔抓、肥皂水洗或用力搓擦等。

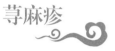
荨麻疹

一、概述

荨麻疹，俗称"风疹块""风疙瘩""风包"等，它既可是一个独立的疾病，又可为许多疾病的症状，其基本特征为全身出现红色或苍白色风团，发生消退都较快，消退后无任何痕迹，起疹时伴瘙痒。相当于中医学的"瘾疹"。

二、临床表现

皮肤各处出现数目不定、大小不等红色丘疹，淡红或瓷白，高出皮面，境界清楚，形态不规则，有剧烈的瘙痒，数小时内风团逐渐消失，不留痕迹，但可发生新的风团，此起彼伏，一日内可发生多次，严重者有烦躁、心慌、恶心、腹痛等症状。累及黏膜时可有腹痛，腹泻，呕吐，甚至发生喉头水肿可引起呼吸困难，出现窒息感。可伴有发烧、胸闷、轻微头痛等类似感冒症状。

慢性荨麻疹表现为风团反复发作，时多时少，病情缠绵，多年不愈。

三、治疗

刺络拔罐法

选穴大椎、血海、肺俞。先用三棱针点刺出血，后拔罐，留罐15~20分钟。隔天一次（图6-13）。

针刺拔罐疗法

取主穴神阙，配穴取曲池、血海。顽固者配风池、大椎、肺俞等每次配穴2~3个，最多不超过4个。用闪火法将大号或中号火罐迅速扣在神阙穴上，5分钟后取下，以同样方法操作3次为一次治疗，余穴针刺并拔罐，每天一次，10次为一疗程。两疗程之间休息3天（图6-14）。

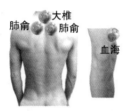

图6-13 刺络拔罐法

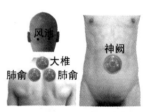

图6-14 针刺拔罐疗法

梅花针叩刺拔罐法

方法一

取穴曲池、足三里、血海。血虚受风加三阴交，素体湿盛加阴陵泉，血热受风委中放血，胃肠滞热加天枢穴。梅花针叩刺大椎穴及脊柱两旁，使皮肤微微出血。闪火法背部拔罐并走罐，使梅花针叩刺过的部位拔吸出少量血液。同时配合西药氯苯那敏10mg，每天3次；泼尼松15mg，每天一次。3次为一个疗程，隔天一次（图6-15）。

方法二

取伏卧位，予双侧五脏背俞穴依次采用闪罐，每穴约2分钟，再留罐8~10分钟。最后在双侧膈俞穴局部常规消毒，用梅花针叩刺至隐隐出血状，再用火罐闪罐5～10下，吸出1ml左右的血液，将血液擦干净后留罐5分钟（图6-15）。

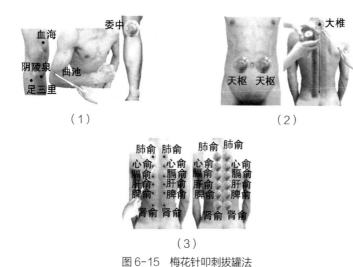

（1）

（2）

（3）

图6-15　梅花针叩刺拔罐法

四、注意事项

本病要节制饮食，忌鱼、虾、蛋、牛奶等食物，注意休息，避免外界风、寒、湿、热邪侵袭。若荨麻疹出现喉头水肿、胸闷、呼吸困难者应中西医结合抢救。

白癜风

一、概述

白癜风是一种后天性的局限性皮肤色素脱失病，以皮肤出现大小个同、形态各异的局限性白色斑片而得名。临床表现皮损为白色斑片，境界明显，周边与健康皮肤交界处皮色较深，新发生损害周围常有暂时性炎症性星轮，单发或多发，形态各异，可互相融合成片，患处毛发可变白。多发于面颈、手背和额部。皮损处曝晒后可引起灼痛、红斑及水疱。本病在中医学中属于"白驳风"范畴。病因病机为风夹湿热，壅滞肌肤；或情志内伤，肝气郁结，导致局部气血失和或气滞血瘀，肌肤滋养受阻而发病。

二、临床表现

皮损颜色变白，或斑或点，形状不一，无瘙痒。可发生在身体各处，以四肢、头面多见。多见于情志内伤青年。

三、治疗

刺络拔罐法

方法一

选背部第3～12胸椎两旁的小丘疹。用三棱针挑刺放血，拔罐10～15分钟，3天治疗一次，10次为一疗程（图6-16）。

方法二

皮损局部。用三棱针由外向内浅刺，以出血为度，后拔罐20分钟，或在皮损区涂补骨酯酊，后拔罐15～20分钟。隔天一次，10次为一疗程。

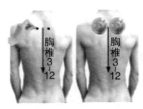

图6-16 刺络拔罐法

拔罐
疗法治百病

方法一

　　选取病损局部。先取一片白斑，用梅花针叩刺微出血，后用电动拔罐仪吸附15分钟，每周治疗一次（图6-17）。

方法二

　　选穴肺俞、心俞、膈俞、肝俞、侠白、三阴交、血海。用梅花针叩刺皮损局部，再配2个穴位叩刺出血，拔罐并留罐10～15分钟（图6-17）。

方法三

　　选穴病变部位、脾俞、中脘。病变部位用梅花针叩刺，后旋转移动罐至皮肤发红；脾俞、中脘用单纯拔罐法，留罐15～20分钟。起罐后，均用艾条温灸5～10分钟。每天一次，5次为一疗程（图6-17）。

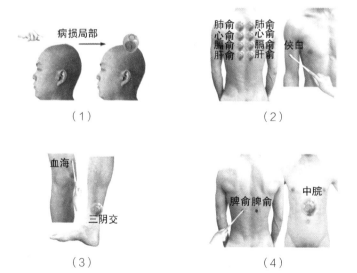

图6-17　梅花针叩刺后拔罐法

选穴侠下穴（肱二头肌外侧缘中1/3与下1/3交界处稍上方）、癞风穴（中指末节鱼腹下缘正中之指间关节横纹稍上方）。取侠下穴，局部消毒后，以三棱针点刺，后立即拔罐，以出血为宜。每周一次，两侧交替进行。每次治疗后灸单侧癞风穴，一次灸3壮，不发疱。灸药处方：五倍子、桑叶、威灵仙、当归、川芎、白蔻仁各100g，石菖蒲、白芥子各30g，全蝎10g，共研细末（图6-18）。

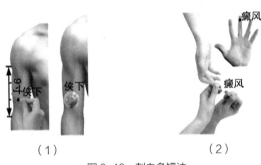

（1）　　　　　　　（2）

图6-18　刺血灸罐法

四、注意事项

拔罐治疗本病效果一般，如配合以药物外敷则疗效较佳。在治疗期间，患者应根据情况注意忌口，忌食辛辣及腥发食品，并避免高温作业及日晒，避免恼怒急躁，保持情绪舒畅，且在痊愈后尚应治疗一段时间，以防疾病复发。

银屑病

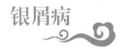

一、概述

本病病因及发病机制尚不清楚，目前多认为本病是在遗传基础上受到各种因素激发而引起的自身免疫性疾病。又称牛皮癣，因其以患处表面覆盖银白色的鳞屑为主要症状，故名银屑病。

二、临床表现

起病缓慢，好发于头皮、四肢伸侧，以肘关节面多见，常泛发全身。皮损初起为针尖至扁豆大的炎性红色丘疹，常呈点滴状分布，迅速增大，表面覆盖银白色多层性鳞屑，状如云母。鳞屑剥离后，可见薄膜现象及筛状出血，基底浸润，可有同形反应。陈旧皮疹可呈钱币状、盘状、地图状等。部分患者可见指甲病变，轻者呈点状凹陷，重者甲板增厚，光泽消失。或可见于口腔、阴部黏膜。发于头皮者可见束状毛发。本病易于复发。有明显季节性，一般冬重夏轻。

三、治疗

▊ 刺络拔罐法

选穴分2组。一为大椎、风门、肝俞、膈俞；二为肺俞、脾俞、身柱、血海。先用三棱针点刺穴位，后拔罐，留罐15～20分钟，每天或隔天一次，每次一组穴（图6-19）。

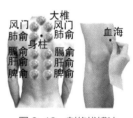

图6-19　刺络拔罐法

▊ 挑刺拔罐配合针刺疗法

主穴取肝俞、肺俞、膈俞。病变在面部配合谷；腰背及颈部配委中；头部配百会；上肢配曲池、外关等；下肢配血海、风市等。每次取一个主穴，局部常规消毒后，用三棱针挑刺，出血后，用消毒干棉球擦去血迹，取中号玻璃火罐，在针刺穴处拔罐，可从针孔拔出少量血液10～15ml，再用棉球擦去即可。再取配穴，常规消毒后，用30号毫针刺入，得气后行捻转手法，短促行针。每天一次，10日为一疗程，疗程间隔5日（图6-20）。

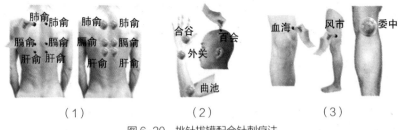

图6-20 挑针拔罐配合针刺疗法

四、注意事项

本病为慢性顽固性疾病，宜坚持治疗。拔罐治疗本病可起到部分疗效，如配合其他疗法，如药物外敷、内服、针刺等方法，则疗效更佳。患者在治疗期间应避免寒冷潮湿及感冒，适应气候变化，加强保护，忌食辛辣腥膻之品，沐浴适度，切忌烫洗，防止病情加重。

带状疱疹

一、概述

带状疱疹是水痘－带状疱疹病毒感染所致，在机体免疫功能低下时，病毒繁殖活动导致受侵的神经节发炎、肿胀、坏死，产生神经痛及沿神经分布的群集性丘疹、水疱。中医称为蛇串疮。该证是因肝脾内蕴湿热、兼感邪毒所致，以成簇水疱沿身体一侧呈带状分布，排列宛如蛇行，且疼痛剧烈。

二、临床表现

本病好发于胸背、面、颈、腰腹部等，发病前常有轻度发热、疲倦乏力、全身不适、皮肤灼热疼痛等症状，也可无前驱症状直接发病，即出现单侧发疹，沿皮肤神经分布，即出现于身体的某一侧，排列成带状，刺痛，局部出现不规则红斑，随之在红斑上多生数粒至绿豆大成群皮疹，迅即变为水疱，澄清透明，疱群间皮肤正常。疱疹发生于三叉神经眼支者，可以发生结膜及角膜疱疹，导致角膜溃疡而引起失明，侵犯面神经和听神经时，出现耳壳及外耳道疱疹，可伴有耳及乳突深部疼痛、耳鸣、耳聋、面神经麻痹以及舌前1/3味觉消失。皮疹消退后可留色素沉着。有些患者可在皮疹完全消退后仍遗留神经痛。

三、治疗

刺络拔罐法

以疱疹皮损部位的边缘为准取穴。热甚者加用双侧阳陵泉，湿热型配用双侧阴陵泉，气滞血瘀型者可配用局部阿是穴，或在皮损周围进行三棱针围刺艾灸。每天一次，10次为一疗程（图6-21）。

疮面常规消毒，毫针快速针刺疮面，微微出血为度，拔罐约15分钟，拔出污黑血水，再用雄蜈散（蜈蚣、雄黄、冰片、明矾各等份，研成极细末）酒调成糊状敷于疮面，每天一次（图6-21）。

常规消毒，用三棱针点刺，将带状疱疹的小疱全部刺破，放出疱内液体，再用闪火拔罐法将罐留于患处15分钟，使其出血，取罐后，再用消毒棉球擦净，治疗后患处不需消毒和上药处理，视其轻重，1~2天一次（图6-21）。

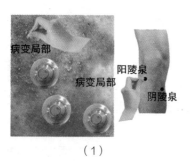
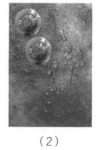

病变局部

阳陵泉

病变局部

阴陵泉

（1）

（2）

图6-21 刺络拔罐法

皮肤针叩刺与拔罐疗法

　　用皮肤针七星针头沿皮损带往返叩刺，先轻手法叩刺至局部皮肤发红，再用重手法着重叩刺皮损局部，使水疱破裂，局部出血为止。然后立即拔火罐于皮损部，不足于着火罐者，可用抽气罐吸拔于局部。留罐10～15分钟。隔天一次（图6-22）。

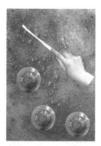
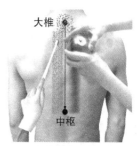

大椎

中枢

图6-22 皮肤针叩刺与拔罐疗法　　图6-23 粗针透刺加拔罐法

粗针透刺加拔罐法

　　首诊取督脉大椎至中枢，用梅花针自上向下重叩3遍，使皮肤微出血。然后自上向下走罐，使出血量达5～10ml。次日用直径1mm的粗针刺神道透至阳，留针1小时，每10分钟捻一次，泻法，强刺激。除第一次治疗外均单用粗针透刺，每天一次（图6-23）。

紫草膏加点刺拔罐法

　　在病灶四周消毒，以疱疹皮损部位的边缘为准刺点，点刺完毕，在其上用闪火拔罐法拔罐，留罐10~15分钟，并拔出少量血液，起罐后用干棉球将血污擦净，搽上紫草膏（紫草50g，丹皮、黄连各30g，水煎取液300ml，滤净后加入芒硝20g，冰片、青黛各10g，调成糊状，再辅以蜜、蜡制成膏剂），每天一次。

点刺拔罐加药物法

疼痛点常规消毒，用三棱针点刺10~20次，点刺出血，再用火罐于点刺区域拔罐20分钟，每次以拔出暗紫色血液10~30ml为宜。并用龙胆泻肝汤加味：龙胆草、茯苓、车前子、大青叶、金银花各15g，栀子12g，黄芩、泽泻、柴胡、连翘各10g，甘草6g。随症加减，日1剂水煎服。外用二味拔毒散（白矾、雄黄等份研末），用生理盐水清洁局部，用冷茶水调成糊状，直接涂于患处；损伤有渗出者用药粉直接撒于患处。

围针刺叩刺拔罐法

在原发病灶疼痛部位，或疼痛涉及所循经脉部位，经严格消毒后，在疼痛部位外围2~3cm处，用30号2寸毫针，针呈40°~45°方向斜刺，针尖指向疼痛部位中心区，用4~8根针呈圈状，双手捻转运针泻法，轮流运针10分钟后起针。再在疼痛部位用七星针叩刺后拔火罐，胸背头面及腋部应注意针刺深度，以免损伤脏器血管等。头面部配百会、列缺穴；上肢配曲池、外关穴；下肢配阳陵泉、阴陵泉、三阴交；腰背部配大椎、肝俞穴；胸腹部配膻中、关元穴。2天一次，5次为一疗程（图6-24）。

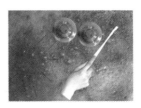

图6-24　围针刺叩刺拔罐法

神经性皮炎

一、概述

　　神经性皮炎是一种常见的慢性神经功能障碍性皮肤病。本病常发于颈后及两侧肘后、骶尾等部位，以皮肤剧烈瘙痒及皮肤苔藓样变为特征。中医学称之为"牛皮癣""摄领疮"。

二、临床表现

　　本病多见于成年人，好发于项后两侧、肘膝关节，但亦可发于眼周和尾骶等处。皮损初起为正常皮色或淡红色扁平丘疹，呈圆形或多角形，密集成片，边缘清楚。日久局部皮肤增厚、干燥粗糙、纹理加深，形成苔藓样变，表面有少许鳞屑。自觉阵发性剧烈瘙痒，尤以夜间及安静时为重。本病病程较长，常数年不愈，发展及扩大到一定程度后就长期不变，也有的在数周内自行消退而不留任何痕迹，但易反复发作。

三、治疗

刺络拔罐法

方法
一

　　先用梅花针对患处由内至外，由轻至重叩打，有微血渗出，拔火罐15分钟，随后艾5壮灸1壮，再涂敷蜈矾膏。最后取双侧耳背近耳轮处的静脉割刺放血，每周一次（图6-25）。

方法二

　　选穴阿是穴、大椎、风门。先用梅花针由里向外叩刺阿是穴，用三棱针点刺大椎、风门穴，均以微出血为度，后拔罐5~10分钟，隔天一次，5次为一疗程（图6-25）。

方法三

　　选穴病灶局部、耳背静脉。先用梅花针在病灶局部弹刺数下，至皮肤出现散在出血点，立即在局部拔罐，留罐10~15分钟，拔出瘀血1~10ml。揉搓耳廓至充血发红，用三棱针点刺耳背静脉2~3下，挤出数滴瘀血。每周治疗2~3次，10次为一疗程（图6-25）。

方法四

　　局部皮肤用75%乙醇消毒，小面积用七星针在患部叩打，大面积用滚筒式皮肤针在局部滚动，至局部微出血或出血，较平的部位加拔火罐，隔天1次，5次为一疗程。

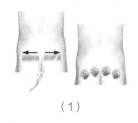
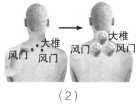
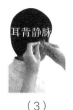

（1）　　　　　　　　（2）　　　　　　　　（3）

图6-25　刺络拔罐法

火针加火罐疗法

　　以病变皮损区域为治疗点。先消毒皮肤，取中等火针在酒精灯上烘至通红，迅速刺入皮损皮肤，一二分深。留针2秒左右出针。相距1.5cm左右刺一针，留数视皮损大小而定，在皮损内刺遍。针后用火罐部位吸附，使其出血，每罐出血5~10ml。每隔2天一次，缓解后每隔3~5天一次。5次一疗程。

四、注意事项

调节情绪，保持心情舒畅。忌辛辣腥膻，醇酒厚味。皮损处尽量避免日晒、搔抓、摩擦、肥皂等酸碱物的刺激。

脂溢性皮炎

一、概述

脂溢性皮炎又称脂溢性湿疹，是在皮肤溢出症的基础上，由于内外因素刺激，而造成的皮肤炎症性反应。本病好发于皮脂腺丰富的部位，常先自头部开始，逐渐向下发展，重者泛发全身。往往在皮脂溢出的基础上，出现黄白色或淡红色斑，多数有不同程度的炎症，并伴油脂状鳞屑。红斑可互相融合成片，出现渗出和结痂，重者形成湿疹样糜烂面。3个月内的婴儿发生脂溢性皮炎多无皮脂溢出的表现，主要损害为红斑，表面有黏着性鳞屑，边缘清楚。本病病程长，常反复发作，多年不愈。严重者可继发皮脂溢出性红皮症，自头部开始，逐渐波及全身，皮肤呈弥漫性潮红、脱屑。本病在中医学中属于"白屑风""油风""面游风"等病证范畴。

二、临床表现

好发于头面、鼻唇沟、耳后、腋窝、上胸部、肩肿部、脐窝及腹股沟等皮脂溢出部位。皮损处多为淡红色或黄红色如钱币状斑片，上覆油腻性鳞屑或痂皮。干性皮脂溢出，多见干燥脱屑斑片。自觉瘙痒。多有精神易兴奋，皮脂分泌异常或有偏食习惯。

三、治疗

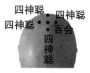

孟氏中药拔罐疗法

取穴风池、百会、四神聪、完骨。拔罐之前和拔罐之后分别在拔罐的局部外涂中药拔罐液（图6-26）。

图6-26　孟氏中药拔罐疗法

四、注意事项

注意局部卫生，防止烫洗和搔抓。感染严重者可配合中西药物。

皮肤瘙痒症

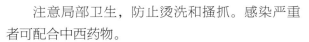

一、概述

皮肤瘙痒症是指皮肤瘙痒及因瘙痒而引起的继发性损害的一种皮肤病，是一种血管神经功能障碍性皮肤病，是其他疾病的一个症状表现。好发于老年及成年人，多见于冬季。中医学认为本病发病原因为湿热蕴于肌肤，不得疏泄，或血虚风燥所致。

二、临床表现

全身性瘙痒症：瘙痒呈阵发性发作，程度可轻重不同，多数患者在晚间或入睡时瘙痒难忍，全身各处可见抓痕、表皮剥脱、血痂和色素沉着等。有的皮肤瘙痒症可见于秋冬季，称为冬季皮肤病痒症。

局限性瘙痒症：常见于肛门区、会阴区。

三、治疗

刺络拔罐法

选穴大椎、风门、肝俞、身柱、肺俞、心俞、脾俞。以上穴位常规消毒，用三棱针点刺后拔罐，留罐10～15分钟，每天或隔天1次（图6-27）。

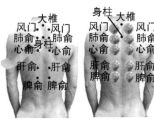

图6-27　刺络拔罐法

四、注意事项

本病应禁严重搔抓，以防皮肤搔破，引起感染。伴有原发病者，积极治疗原发病。

234

玫瑰糠疹

一、概述

玫瑰糠疹是一种以好发于躯干、四肢近端，疹色紫红，略起白屑为特征的皮肤病。由于其皮损多呈玫瑰红色，其上鳞屑如糠似秕，故称为玫瑰糠疹。皮损多发于躯干和四肢近端部分，在胸背部的皮损长轴与肋骨平行，皮损为不规则椭圆形玫瑰色的斑疹，如南瓜子大小，典型的中心略带黄色表面附有糠秕样鳞屑。常先发较大的母斑，1～2周后其余损害才陆续成批出现，有微痒。中医学认为本病属"风癣"范畴。

二、临床表现

好发于青年、成年人。皮疹发生于躯干、四肢近端，面、手、足很少出现皮疹。先于躯干某处出现一个直径3~5cm的母斑，1~2周后成批出现直径为0.5~2cm继发斑。皮损为椭圆形或圆形淡红色或黄褐色斑片，边缘稍高起，呈锯齿状，界限清楚。表面覆有细薄的糠秕样鳞屑，鳞屑中央游离，边缘固着。椭圆形斑疹长轴与皮疹走行一致。不典型者有水疱型及紫癜型玫瑰糠疹。皮疹消退时，遗留暂时色素沉着或色素脱失斑；自觉症状多有轻度或中度瘙痒，少数有剧烈瘙痒，或完全不痒。多无全身症状，少数病例在发疹前出现头痛、咽喉痛、低热及颈部淋巴结肿大等前驱症状。病程自限，一般经4~6周后皮疹自行消退，一般不复发。

三、治疗

刺络拔罐法

方法一

取穴：一为大椎、风门、肝俞；二为身柱、肺俞、脾俞。每次一组，采用三棱针点刺出血，然后拔罐15~20分钟。每天一次或隔天一次，5次为一疗程（图6-28）。

方法二

取穴大椎、身柱、肩胛冈区。皮损在上肢肩背者加肩髎、曲池；在腰以下者加肾俞；在臀股以下者加血海或委中。均采用三棱针点刺后拔罐15~20分钟，以局部红紫并出血0.5~1ml（每穴）为度。同时可配合耳尖点刺放血。待皮疹大部消退，仅残留少许皮损，则取大椎、身柱、肩胛冈区，配合皮损局部围刺加拔火罐，每天一次，10次为一疗程（图6-28）。

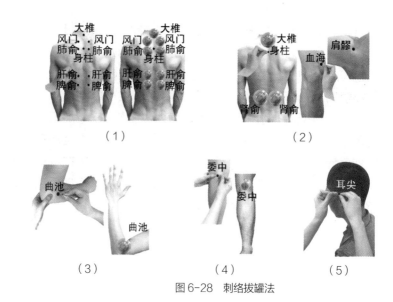

（1）　　　　　　　　　　　　（2）

（3）　　　　　　（4）　　　　　　（5）

图6-28　刺络拔罐法

四、注意事项

治疗期间应忌食辛辣鱼腥。

黄褐斑

一、概述

黄褐斑俗称"肝斑""妊娠斑"，是一种以面部发生黄褐斑片为特征的色素代谢异常的皮肤病。妊娠3～5个月的妇女尤为多见。临床表现皮损为淡褐色、深褐色或黑褐色斑片，多对称分布于额、眉、颊、鼻、上唇等处，对称分布，大小不等，形状不规则，无自觉症状。本病在中医学中属于"黧黑斑""面尘"等病范畴。病因病机为情志失调，化火伤阴；饮食失节，湿热熏蒸头面；劳欲过度，虚火上炎。

拔罐
疗法治百病

二、临床表现

多见于女子，常发生在额、眉、颊、鼻背、唇等颜面部。面部皮肤为黑斑，平于皮肤，色如尘垢，淡褐或淡黑，无痒痛。

三、治疗

针刺后拔罐法

选穴气海、肾俞（双）、肝俞（双）。先用毫针平补平泻法针刺，得气后不留针。起针后，拔罐10~15分钟。起罐后，再用艾条温灸5~10分钟，同时再用毫针针刺迎香（双），留针15~30分钟，艾柱灸患部中央3~7壮（无瘢痕灸）。每天或隔天一次，7次为一疗程（图6-29）。

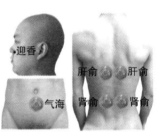

图6-29　针刺后拔罐法

刺络拔罐及耳压疗法

取耳背部静脉用眼科手术刀点刺出血3滴；用梅花针在大椎和两个肺俞三角区内叩刺，每次选1~2个叩刺点形成15个出血点，叩刺后用2号玻璃罐闪火法拔罐，出血量小于1ml。用王不留行贴压于耳穴卵巢、子宫、神门、大肠、肝、内分泌、皮质下、肾上腺、枕、褐斑点（颈椎与枕之中点），每日按压3~4次，每次取6~7穴，两耳交替。均隔天一次，10次为一疗程（图6-30）。

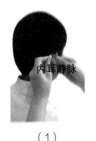

（1）

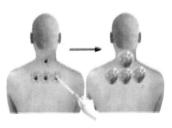

（2）

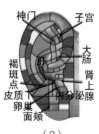

（3）

图6-30　刺络拔罐及耳压疗法

取华佗夹脊穴、督脉大椎至命门11穴、膈俞、肺俞。用梅花针沿华佗夹脊穴叩刺由上至下，手法由轻至重，由慢到快，以局部皮肤潮红为度。然后再从大椎叩至命门。接着用小号玻璃罐用闪火法沿华佗夹脊以及大椎至命门上下游走拔罐

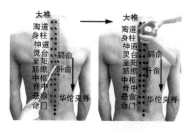

图6-31　梅花针叩刺加拔罐疗法

1~2次。肺俞与膈俞用梅花针治疗后拔罐15分钟。每天一次，10次为一疗程（图6-31）。

四、注意事项

继发于其他疾病的黄褐斑，应积极治疗原发病。

雀斑

一、概述

雀斑是常见的黑色素增多而形成的淡褐色米粒大小的斑点皮肤病。好发于面部。本病常发生于暴露部位，如颜面、颈部、手背或前臂，对称分布。皮损为淡褐、深褐或日晒后呈淡黑色的针头至绿豆大斑点，圆形或椭圆形，表面光滑无鳞屑，境界清楚，斑点疏密不一，但不融合，夏季因日晒而变深，冬季避晒减轻，无痒痛，是本病的主要特点。本病较多见于皮肤较白的女性，男性也有发生。本病病因病机是先天肾水不足，阴虚火邪上炎，日晒热毒内蕴，郁于皮内所致。

二、临床表现

多5岁左右发病，女性多于男性。皮疹表现有季节性，夏季较重，冬季色淡。皮疹位于曝光区。主要为面部，尤其以鼻部和两颊为重，也可出现于手背、颈部、肩部等处。皮疹为色素沉着斑点，针尖至米粒大，圆形，椭圆形或不规则形，淡棕褐色至棕褐色，孤立散在不融合。无自觉症状。

三、治疗

孟氏中药拔罐疗法

选穴阴陵泉、足三里、悬钟、风池、血海、肾俞、三阴交、曲池、大椎。拔罐之前和拔罐之后分别在拔罐的局部外涂中药拔罐液（图6-32）。

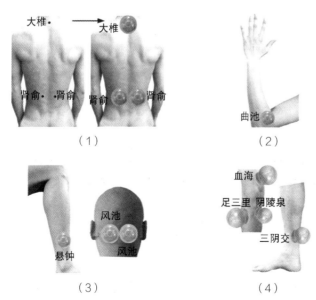

图6-32　孟氏中药拔罐疗法

选穴肺俞、风池、肾俞、血海、三阴交、阴陵泉、足三里。以上诸穴拔罐5~10分钟，每天一次（图6-33）。

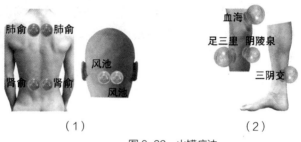

（1）　　　　　　　　　　　（2）

图6-33　火罐疗法

四、注意事项

本病治疗时间应足够长，以求巩固疗效。避免日光直接照射患处。

酒渣鼻

一、概述

酒渣鼻是一种以鼻部发红，上起丘疹、脓疱及毛细血管扩张，形似酒渣为特征的皮肤病。由于本病皮损常呈玫瑰红色，且形似痤疮，故又有玫瑰痤疮之名。

二、临床表现

鼻头或鼻两侧多呈红斑丘疹。一般临床分三期：红斑期主要是潮红毛细血管扩张；丘疹期是在潮红的基础上出现散在米粒大小丘疹或掺杂小脓疱，但无粉刺；鼻赘期为晚期，鼻尖出现结节、肥大增生，表面凹凸不平如鼻赘。一般无自觉不适症状。在面部常见五点分部，即鼻尖、两眉间、两颊部、下颌部、鼻唇沟等。患者常面部油脂分泌较多，有便秘习惯。

三、治疗

针刺火罐法

取穴印堂、迎香、承浆、列缺、合谷、血海、足三里、三阴交。以上诸穴采用毫针刺法，血海、足三里针后留罐10~15分钟，每天一次（图6-34）。

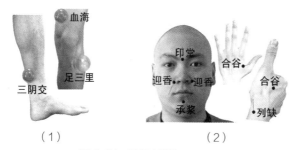

（1）　　　　　　　（2）

图6-34　针刺火罐法

刺络拔罐法

取穴迎香、印堂、素髎，交替使用，用三棱针点刺出血。大椎、肺俞、肝俞、身柱、膈俞、胃俞，用闪火法拔罐15分钟，隔天一次（图6-35）。

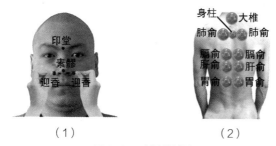

（1）　　　　　　　（2）

图6-35　刺络拔罐法

平时注意节制辛辣饮食，保持情绪愉快。

斑秃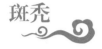

一、概述

斑秃是指头皮部突然发生局限性斑状脱发，多见于青壮年。西医学认为本病可能与高级神经活动障碍有关，如长期强烈的精神创伤及过度紧张，亦可与内分泌障碍、局部病灶感染、中毒、肠寄生虫或其他内脏疾病有关。本病在中医学中属于"油风"范畴。

二、临床表现

头部突然出现圆形或椭圆形脱发，边界清楚。轻者仅一片或数片脱发区，重者于短期内头发全部脱落，称全秃，严重时眉毛、胡须、腋毛、阴毛等均可脱落，称为普秃。病程持续数月至数年，大多能自愈。

三、治疗

孟氏中药拔罐疗法

血虚风盛选穴风池、心俞、膈俞、脾俞、足三里；肝肾不足选穴肝俞、肾俞、膈俞、三阴交；气滞血瘀选穴风池、肺俞、肝俞、膈俞、血海。拔罐之前和拔罐之后分别在拔罐的局部外涂中药拔罐液。还可每日在患处外涂中药拔罐液3次（图6-36）。

血虚风燥选心俞、膈俞、脾俞、风池、足三里；肝肾气虚选肝俞、肾俞、膈俞、关元、三阴交；气滞血瘀选肺俞、肝俞、膈俞、风池、血海。以上先同一侧诸穴，留罐5~10分钟，第二天吸拔另一侧诸穴，留罐5~10分钟，双侧交替进行，每天一次（图6-36）。

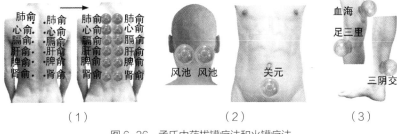

肺俞　肺俞　肺俞　肺俞
心俞　心俞　心俞　心俞
膈俞　膈俞　膈俞　膈俞
肝俞　肝俞　肝俞　肝俞
脾俞　脾俞　脾俞　脾俞
肾俞　肾俞　肾俞　肾俞

风池　风池

关元

血海
足三里
三阴交

（1）　　　　　　　（2）　　　　　　　（3）

图6-36　孟氏中药拔罐疗法和火罐疗法

四、注意事项

讲究头皮卫生，不用碱性强的药物洗发，以免加重病情。在治疗期间，保持情志舒畅，切忌烦恼，忧伤和动怒；饮食多样化，纠正偏食的不良习惯。

足癣

一、概述

足癣，又名湿脚气、脚气，是致病性真菌在足部感染后引起的皮肤病。本病好发于趾间或趾下，初起损害常有浸渍，轻微脱屑，在足趾有明显的小片状脱屑，呈弧形或环状附于皮损的边缘，患者自觉瘙痒，在足底和趾间常发生较大的水疱，疱壁较厚，不易自行破溃，水疱往往可聚集成群，患者多有剧烈瘙痒。此外可发生红斑、糜烂、破裂，好发于第3、4趾间，奇痒难忍，往往夏季加重，冬季减轻。此外，在足跟、足底和足旁常表现为皮肤角化过度，粗糙无汗，寒冷季节致皮肤皲裂，严重者可波及整个足跟和足背。本病在中医学中属于"脚湿气""臭田螺"等病证范畴。

二、临床表现

起病缓慢，皮损常初发于单侧2、3或3、4趾缝间逐渐浸淫蔓延至足跖、足跟。皮损以水疱、糜烂、脱屑、角化为主，或患处浸渍、湿烂或粟粒大小水疱，或皲裂蜕皮。有不同程度瘙痒。本病易反复发作，入夏加剧，冬日可有皲裂。

三、治疗

孟氏中药拔罐疗法

选穴合谷、外关、曲池、涌泉、足三里、三阴交。拔罐之前和拔罐之后分别在拔罐的局部外涂中药拔罐液。还可在发病部位每天涂中药拔罐液3次（图6-37）。

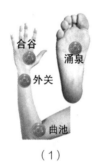
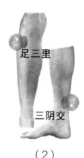

（1）　　　　　　　　　　　　　（2）

图6-37　孟氏中药拔罐疗法

四、注意事项

注意保持足部的清洁干燥，夏天尽可能不穿胶鞋，多穿布鞋或凉鞋。

第七章

妇科疾病拔罐疗法

痛经

一、概述

痛经是指妇女在月经期间或行经前后，出现下腹部及腰部疼痛，甚则剧痛难忍，随着月经周期持续发作的病证。有原发和继发之分。原发性痛经又叫功能性痛经，多见于未婚妇女，一般于来潮前数小时开始疼痛，月经开始时疼痛加重，历时数小时，有时可达数天。疼痛呈阵发性下腹部和腰骶部绞痛。继发性痛经多见于已婚妇女，具有原发痛经的症状且伴有原发性疾病（如子宫内膜异位症、子宫腺肌病、慢性盆腔炎、妇科肿瘤等）的病史及症状。功能性痛经容易痊愈，器质性病变导致的痛经病程较长，缠绵难愈。本病在中医学中属于"经行腹痛"范畴。

二、临床表现

痛经大多开始于月经来潮或在阴道出血前数小时，随月经周期而发作，常为痉挛性绞痛，历时0.5~2小时。在剧烈腹痛发作后，转为中度阵发性疼痛，约持续12~24小时。经血外流畅通后逐渐消失，亦偶有需卧床2~3天者。疼痛部位多在下腹部，重者可放射至胁肋、乳房、腰骶部、股内前侧、肛门或阴道。原发性痛经常在分娩后自行消失，或在婚后随年龄增长逐渐消失。

三、治疗

梅花针加拔罐疗法

取次髎穴，俯卧位，常规消毒后，用梅花针对准穴位叩刺，轻度痛经者以叩刺局部皮肤略有潮红、患者无疼痛为度；中度以叩刺局部皮肤潮红、但无渗血、患者稍有疼痛为度；重度痛经以叩刺局部皮肤隐隐出血，患者有疼痛感为度。叩刺后用闪火法拔罐，每次留罐15～20分钟。一般在月经来潮前3～5日开始治疗，每日一次，3次为一疗程。每个月经周期治疗一个疗程（图7-1）。

刺络拔罐法

取穴为气海、关元、中极、归来。穴位常规消毒，右手以执笔式持斜口小刀中指靠近刀尖或三棱针，迅速点刺表皮（勿拖刀）。点刺范围应小于瓶口，深度以刺破表皮、略见血水样渗出物为度顺皮纹或直刺，刀间距离约1个米粒左右，点刺部位应避开血管。刺后将面饼（面粉用冷水调制而成）置于治疗部位周围。为防坠落，可将四边重叠，使饼粘住皮肤，然后将油纸折成三角形，待其燃烧至1/3处时，把它送入选定的罐中，送入前必须深吸气，并将瓶倾斜接近治疗部位，立即向瓶内吹气送氧，不要中断吹气，见瓶中火苗发紫蓝色，并呼呼作响，迅速将瓶扣在置好面饼的治疗点上，动作要快要轻。10～15分钟后取罐，并用草纸擦净血迹。每隔3～10天治疗一次（图7-2）。

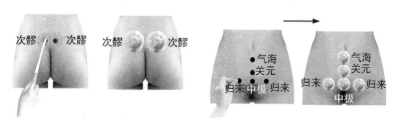

图7-1　梅花针加拔罐疗法　　　图7-2　刺络拔罐法

四、注意事项

引起痛经的原因很多，拔罐疗法对于原发性痛经效果较好，对于子宫内膜异位症、子宫肿瘤，以及内生殖器异常引起的痛经效果较差。此外，患者应注意经期卫生，避免精神刺激，防止受凉和过食生冷。

闭经

一、概述

闭经是妇科疾病中常见的一种症状。通常分为原发性和继发性两类。前者系指年满18岁或第二性征发育成熟两年以上尚未初潮者，后者则指以往曾建立正常月经周期，但后因病理性原因而停经3个月以上者。根据发生原因，闭经分为生理性和病理性，青春期前、妊娠期、哺乳期以及绝经期后的月经不来潮均属生理现象，不作病论。病理性闭经中，因先天发育异常如先天性无阴道及处女膜闭索等，则非拔罐疗法所宜。本病在中医学中属"经闭""月水不通""女子不月"证的范畴。

二、临床表现

超过18岁尚未来月经，或已建立正常月经周期后超过3个月未来月经者。

三、治疗

火罐疗法

肾阴不足取肾俞、志室、气海、三阴交穴。隔日一次。肾阳不足选肾俞、命门、关元、气海、归来。隔日一次。气血两亏选穴：一为足三里、三阴交、气海；二为脾俞、胃俞、归来。每天一次，每次一组。气滞血瘀选三阴交、地机、血海、气冲。一侧穴位一天，两侧交替进行。寒凝胞宫选穴：一为天枢、关元、归来、三阴交；二为腰阳关、关元俞。痰湿阻滞选穴：一为脾俞、三焦俞、次髎；二为中脘、中极、三阴交、丰隆。每天一次，每次一组，两组交替进行（图7-3，图7-4）。

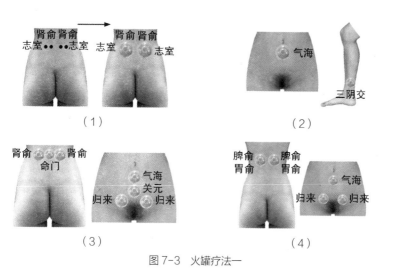

图 7-3　火罐疗法一

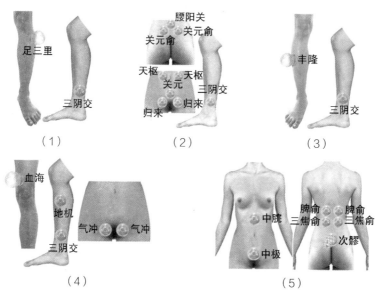

图 7-4　火罐疗法二

　　选穴：一为大椎、肝俞、脾俞；二为身柱、肾俞、气海、三阴交；三为命门、关元。先用三棱针在穴位上点刺，后用罐吸拔在穴位上，留罐15分钟，每次一组穴，每日一次（图7-5）。

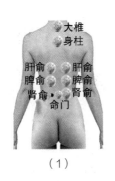

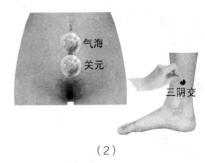

（1）　　　　　　　　　　　　（2）

图7-5　刺络拔罐法

四、注意事项

　　拔罐适于功能性闭经，继发性闭经应明确病因进行相应治疗。在治疗期间，要畅情志，避免紧张。加强体育锻炼，劳逸结合，避免过劳或剧烈运动。

围绝经期综合征

一、概述

　　围绝经期是指妇女从性成熟期逐渐进入老年期（年龄一般在45~52岁之间）的过渡时期，包括绝经前期、绝经期、绝经后期。围绝经期妇女约1/3能通过神经内分泌的自我调节达到新的平衡而无自觉症状，2/3妇女则可出现一系列因卵巢功能衰退甚至消失而引起性激素减少，内分泌失调和自主神经功能紊乱的症状，称为围绝经期综合征。本病属于中医学中"绝经前后诸证"范畴。

二、临床表现

月经紊乱不规则是围绝经期综合征的主要症状，自觉眩晕、耳鸣、潮热、汗出、心悸、失眠、多梦、情绪烦躁易怒、记忆力减退、注意力不集中、有的可出现尿频、尿急、尿失禁、排尿不畅、尿潴留、皮肤出现皱纹、手背和面部可见褐色老年斑、毛发脱落并逐渐变白、血压升高等，症状一般可持续至绝经后2～3年。

三、治疗

火罐疗法

肾阴亏损型取穴肾俞、肝俞、心俞、三阴交，两侧穴位每日交替进行。脾肾双亏型取穴肾俞、脾俞、气海俞、足三里，两侧穴位每日交替进行（图7-6）。

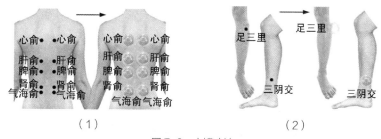

（1）　　　　　　　　　　　　（2）

图7-6　火罐疗法

刺络拔罐法

选穴肝俞、肾俞、脾俞、太阳、关元、三阴交、太冲。常规消毒，用三棱针点刺3～5下，选择适当大小的罐，拔于所点刺的穴位上。留罐10～15分钟，拔出血量3～5毫升。隔日一次，10次为一疗程。经前2～3天开始治疗（图7-7）。

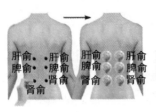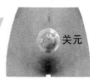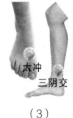

（1）　　　　　　　　　　　（2）　　　　　　　（3）

图 7-7　刺络拔罐法

走罐法

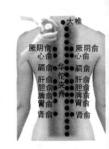

　　取背部腧穴，包括膀胱经、督脉在背部的腧穴及华佗夹脊穴。患者背部涂抹甘油，以闪火法拔罐，以大椎、厥阴俞、心俞、膈俞、肝俞、胆俞、脾俞、胃俞，至皮肤潮红或紫色为度。虚证者负压稍小，实证者负压稍大。每次10～15分钟，隔日一次，5次为一疗程（图7-8）。

图 7-8　走罐法

梅花针叩刺后拔罐法

方法一

　　背部夹脊（大椎至骶尾端）中线两侧旁开各0.5寸和0.5寸。先用梅花针叩刺（重证3遍，轻证2遍）至微出血为度，然后依法用走罐法至皮肤紫红为度。3日治疗一次，5次为一疗程（图7-9）。

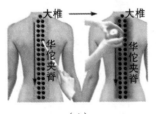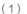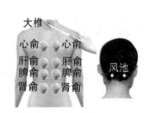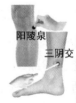

（1）　　　　　　　　　　　（2）　　　　　　　（3）

图 7-9　梅花针叩刺后拔罐法

选穴分2组。一为大椎、三阴交、心俞、脾俞；二为风池、阳陵泉、肝俞、肾俞。每次选用一组，梅花针叩刺后拔罐，留罐20分钟。每日一次，5次为一疗程（图7-9）。

四、注意事项

在治疗期间应对患者做好心理调整工作，解除不必要的顾虑，保持精神愉快。注意加强营养，劳逸结合，必要时配合中西药治疗。

慢性盆腔炎

一、概述

慢性盆腔炎是指盆腔内生殖器官（包括子宫、输卵管、卵巢）及盆腔周围结缔组织、盆腔腹膜的慢性炎症所形成的盆腔内瘢痕、粘连、充血，多因急性盆腔炎治疗不彻底迁延而致。本病归属于中医学的"癥瘕""痛经""月经不调""带下"等范畴。

二、临床表现

病程时间较长，下腹部坠胀、疼痛及腰骶部酸痛，常在劳累、性交、月经前后加剧。全身症状多不明显，有时可有低热，易感疲劳。有的可导致继发性不孕症。

火罐疗法

　　湿热郁结型取穴次髎、白环俞、中极、水道、阴陵泉，先用三棱针点刺，再用闪火罐法在点刺穴上拔5分钟，隔天一次。寒湿凝滞型取穴关元、地机、归来、三阴交、中髎俞，用闪火罐法拔10分钟。瘀血内阻型取穴：一为中极、次髎、胞肓；二为地机、归来、中都，第一天选第一组穴，拔10分钟，第二天选第二组穴，两组交替进行。正虚邪恋型取穴关元、气海、足三里、三阴交、下髎、阴陵泉，拔10分钟，隔天一次（图7-10）。

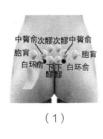
（1）

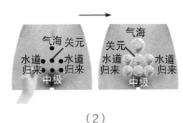
（2）

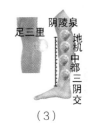
（3）

图7-10　火罐疗法

刺络拔罐法

　　气滞血瘀型取关元、三阴交、大椎、肾俞、第17椎下、腰眼穴等，采用先刺络、后拔罐，每日选两穴进行一次，10日为一疗程。寒凝湿滞型取肾俞、第17椎下、腰眼穴、关元、气海、三阴交等，采用先拔罐、后刺络，每日选两穴进行一次，14日为一疗程（图7-11）。

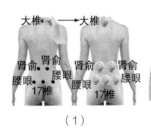
（1）

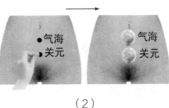
（2）

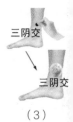
（3）

图7-11　刺络拔罐法

四、注意事项

本病病程较长，应争取早诊断早治疗，坚持较长时间拔罐治疗并配合药物内服外治，疗效更佳。在平时要注意经期卫生，禁止在经期、流产后性交、盆浴。患病后要解除思想顾虑，保持心情舒畅，增强治疗信心。注意营养，要劳逸结合，进行适当的体育锻炼，以增强体质和提高机体抗病能力。

妊娠呕吐

一、概述

妊娠呕吐是指妇女在怀孕6周左右出现不同程度的恶心呕吐综合征。本病在中医学中属于"妊娠恶阻""子病""阻病""病儿""病阻"等范畴。

二、临床表现

孕早期出现剧烈恶心呕吐，不能进食进水，甚至呕血及胆汁。严重者可出现黄疸、尿闭、神志模糊、谵妄、昏迷。有不同程度的脱水，甚或低血压及电解质紊乱，血二氧化碳结合力下降，尿酮体阳性。

三、治疗

火罐疗法

中虚湿盛选中脘、足三里、阴陵泉；肝气郁滞选中脘、膻中、内关、足三里；胃热上攻选中脘、内关、内庭穴。内庭穴行针刺，余穴吸拔10分钟，每日一次（图7-12）。

方法二

中脘。采用单纯拔罐法，每次食前用15～20分钟（图7-12）。

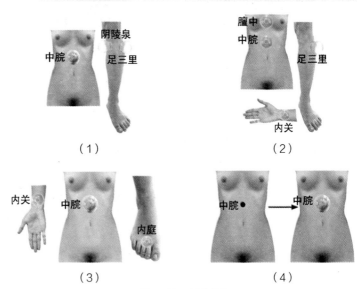

（1）　　　　　　（2）

（3）　　　　　　（4）

图7-12　火罐疗法

刺络拔罐法

取穴：一为大椎、肝俞、脾俞；二为身柱、胃俞。每次一组，轮流使用，用三棱针点刺3次，然后吸拔留罐15分钟，每日或隔日一次（图7-13）。

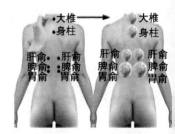

图7-13　刺络拔罐法

四、注意事项

病情重者应住院治疗，以防脱水及酸中毒。孕妇勿用中药拔罐液。在治疗期间，医生应给予安慰和帮助，解除思想顾虑，保证充分的休息和睡眠，饮食清淡，少量多餐。施行拔罐时不宜过强，起罐不宜过猛。

产后缺乳

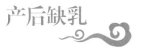

一、概述

妇女产后乳汁分泌量少或全无，不能满足喂哺婴儿的需要，称为产后缺乳。本病在中医学中属于"缺乳""乳汁不行"范畴。

二、临床表现

产妇在哺乳期中，乳房检查松软，不胀不痛，挤压乳汁点滴而出，质稀，或乳房丰满，乳腺成块，挤压乳汁疼痛难出，质稠，不足以喂养婴儿，或全无乳汁，亦有原本泌乳正常，情志过度刺激后突然缺乳者。

三、治疗

摇罐法

选穴膻中、关元、足三里、乳中、乳根、肝俞、脾俞。以上诸穴拔罐10～15分钟。膻中、乳中、乳根在留罐期间用力摇罐数次（图7-14）。

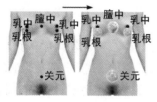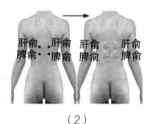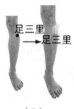

（1）　　　　　　　　（2）　　　　　　　（3）

图7-14　摇罐法

刺络拔罐法

选穴天宗、肩井、膏肓、乳根、膻中。先用三棱针点刺以上诸穴，后拔罐，留罐15~20分钟。每日或隔日一次，5次为一疗程（图7-15）。

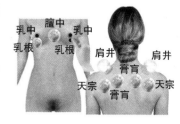

图7-15　刺络拔罐法

四、注意事项

治疗期间，应增加营养，多食含蛋白质丰富的食物和新鲜蔬菜。掌握正确授乳方法，按时哺乳，建立良好的泌乳反射。调节情志，劳逸适度，保持气血调和，促使乳汁恢复正常分泌。

产后尿潴留

一、概述

产后尿潴留是指妇女产后8小时尚不能正常排尿而使膀胱内潴留大量尿液的病证，是产后常见的并发症之一。临床表现为产后膀胱区有阵发性收缩性疼痛和高度尿意，但不能排尿。下腹中部隆起，膀胱充胀。本病在中医学中属于"癃闭"范畴。

二、临床表现

产后8小时小便不行，或点滴而下，小腹胀急，疼痛。小腹部可扪及胀大的膀胱，行导尿术可有小便排出。

三、治疗

火罐疗法

中极、三阴交、阴陵泉。用单纯拔罐法，或留针留罐法，留罐15分钟，起罐后，自脐正中开始至耻骨联合处，沿腹正中线来回温灸，同时温灸三阴交、阴陵泉局部。每日一次（图7-16）。

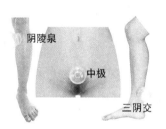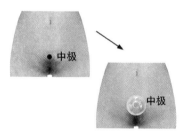

图7-16　火罐疗法　　　　　图7-17　中极穴拔罐法

中极穴拔罐法

辨证为气虚血瘀，治宜温阳化气，通调水道，散寒凉，调气血。取脐下4寸部位即中极穴，采用闪火法，用镊子或止血钳夹酒精棉球点燃，在罐内四壁转动数下，迅速取出，立即将罐吸在选定穴位，拔紧后，随即取下再拔，每次稍移动所拔部位，至皮肤充血。每日一次（图7-17）。

四、注意事项

本病拔罐治疗效果较好。治疗后配合小腹部按摩及热敷效果较佳。

产后身痛

一、概述

本病类似于西医学风湿、类风湿引起的关节痛。出现关节酸痛，麻木，重着，关节活动不利，甚则关节肿胀等症状。病久不愈者可见肌肉萎缩，关节变形。

二、临床表现

以产褥期内，产妇出现肢体与关节酸痛、麻木、重着为主要表现、但局部无红肿灼热及关节畸形。

三、治疗

火罐疗法

血虚型在背督脉行走罐，由上至下，约20次，再于承山穴至委中穴走罐10次，皆用强手法，继取中极、气海留罐5分钟。寒凝型于脾俞至大肠俞区间行走罐，并在委中坐罐5分钟，次日在肾俞、命门坐罐5分钟，起罐见二穴呈明显紫色印痕（图7-18，图7-19）。

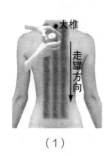
（1）

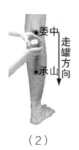
（2）

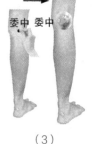
（3）

图 7-18　火罐疗法一

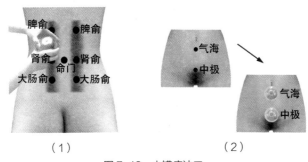

（1）　　　　　　　　　（2）

图7-19　火罐疗法二

四、注意事项

产后感染而体温高者，应积极配合中西药治疗。

子宫脱垂

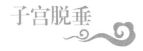

一、概述

子宫脱垂是指子宫从正常位置沿阴道下降，宫颈外口达坐骨棘水平以下，甚至子宫全部脱出于阴道口以外，常合并有阴道前壁和后壁膨出。本病在中医学中属于"阴挺"范畴。

二、临床表现

阴道内脱出块物，轻度不易被注意，重度不能自行回纳，少数严重者可影响行动而卧床。下坠感及腰背酸痛，尤以腰骶深部为甚，可伴有上腹部不适。急性脱垂时可引起下腹剧痛、恶心呕吐、冷汗等。阴道分泌物增加，甚或呈脓性或血性，并可发生排尿困难、尿潴留，甚则引起尿频、尿急、尿痛。

依据子宫下降的程度，临床可分为Ⅰ度、Ⅱ度、Ⅲ度脱出（以患者平卧，用力屏气时子宫下降的程度划分）。

Ⅰ度：子宫颈口外距阴道口少于4cm，位于坐骨棘水平以下。

Ⅱ度轻：子宫颈已脱出阴道口外，但宫体尚在阴道口内。

Ⅱ度重：子宫颈及部分宫体已脱出阴道外。

Ⅲ度：子宫体全部脱出阴道口外。

三、治疗

火罐疗法

气虚者选穴气海、关元、足三里，操作时患者取坐位或仰卧位，选取中口径玻璃罐以闪火法吸拔诸穴5～10分钟，每日一次。肾虚者选穴关元、照海、太溪，操作时患者取坐位，照海、太溪行针刺，余穴选取中口径玻璃罐以闪火法吸拔诸穴5～10分钟，每日一次（图7-20）。

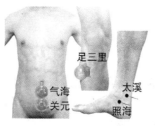

图 7-20　火罐疗法

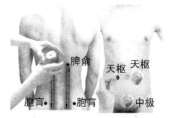

图 7-21　刺络拔罐加走罐法

刺络拔罐加走罐法

取穴分2组。一为第12胸椎至骶尾椎中线及两侧膀胱经内循线；二为天枢、中极、胞肓、脾俞。第一组穴用梅花针叩刺或用三棱针点刺后依法走罐，至皮肤潮红为度；第二组穴用单纯拔罐法，或罐后加灸，或用刺络拔罐法，留罐15～20分钟。隔日治疗一次，10次为一疗程（图7-21）。

应避免过劳，防风寒，忌食辛辣燥烈之物，注意小腹保暖、节房事。子宫脱垂严重者，应配合放置子宫托，同时进行膝胸卧式及提肛锻炼。

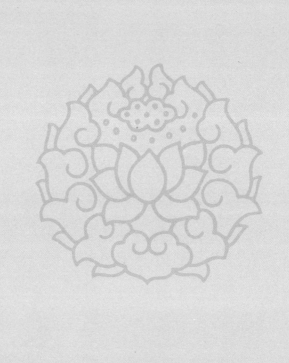

第八章

儿科疾病拔罐疗法

小儿肺炎

一、概述

　　小儿时期最常见的是支气管肺炎，又称小叶性肺炎。系由不同病原体或其他因素（如吸入羊水、动植物油和过敏反应物等）引起的肺部炎症性疾病。引起肺炎的病原体细菌性占多数（多为小叶性），其中肺炎双球菌最多见，其次为金黄色葡萄球菌、链球菌，而少数由病毒引起（多为间质性）。本病四季均可发病，以冬春季节最多见。婴幼儿多发。本病在中医学中属于"肺热喘嗽""外感咳喘""风温"等范畴。

二、临床表现

　　起病较急，有发热、咳嗽、气促、鼻煽、痰鸣等症，或有轻度发绀。病情严重时，喘促不安，烦躁不宁，面色灰白，发绀加重，或高热持续不退。禀赋不足患儿，常病程迁延。新生儿患本病时，可出现不乳、口吐白沫、精神萎靡等不典型临床症状。

三、治疗

刺络拔罐法

　　大椎、风池、肺俞、肺热（胸椎3~4间旁开0.5寸）、肺部啰音明显处。用三棱针点刺后留罐10分钟，每日一次，5次为一疗程（图8-1）。

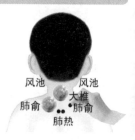

图8-1　刺络拔罐法

主穴选云门、定喘、肺俞、风门。高热配大椎、曲池；胸痛配内关；腹胀配足三里。用梅花针叩次后拔罐，留罐5分钟，每日一次，5次为一疗程（图8-2）。

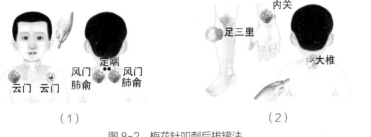

（1）　　　　　　　　　　　　　（2）

图8-2　梅花针叩刺后拔罐法

四、注意事项

病情严重者积极配合药物治疗。在治疗期间，保证营养和水分，饮食清淡，保持大便通畅。

小儿支气管炎

一、概述

支气管炎是指支气管受细菌、病毒感染，或理化因素的刺激，或素体为过敏体质等引起的炎症性疾病，常由上呼吸道感染发展而来。临床上有急慢性之分：急性支气管炎一般起病急骤，先有发热、恶寒、咽痛、鼻塞等上呼吸道感染的症状，继而咳嗽、咳吐白色稀痰，伴胸骨后不适或疼痛；慢性支气管炎则以咳痰或伴喘息为主症，每年发病持续3个月以上，历时2年或以上。本病在中医学中属于"咳嗽"范畴。

1. 急性气管-支气管炎

起病较急，常有急性上呼吸道感染症状。当炎症累及气管，则出现咳嗽、咳痰，常为刺激性干咳，少量黏液性痰伴胸骨后不适感或钝痛。当感染蔓延至支气管时，咳嗽加剧，咳痰增多，呈黏液性或黏液脓性痰，偶有痰中带血。全身症状一般较轻，体温往往38℃左右，多于3~5天降至正常，咳嗽咳痰有时可延续2~3周才消失。

2. 慢性支气管炎

临床上多由急性支气管炎炎日久迁延不愈，转为慢性，以咳嗽、咳痰为主要症状或伴有喘息，每年发病持续3个月，并连续2年或以上。

三、治疗

火罐疗法

选肺俞、神藏、灵墟。第一天拔双肺俞，第二天拔双神藏，第三天拔双灵墟。3次为一疗程（图8-3）。

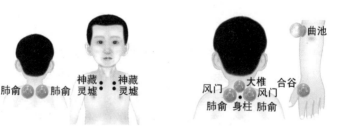

（1）　　　　　　　　　　（2）

图8-3　火罐疗法

方法二　肺俞、风门、大椎、身柱、合谷、曲池。吸拔诸穴5分钟。高热者用梅花针叩大椎、曲池微出血后留罐5分钟（图8-3）。

梅花针叩刺后拔罐法

取穴肺俞、心俞、肾俞、膈俞、定喘、脾俞、中府、云门、膻中。叩刺至潮红，每日1次；刺毕用闪火法拔火罐5分钟，隔日一次。7日为一疗程（图8-4）。

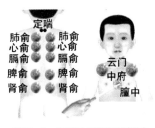

图 8-4　梅花针叩刺后拔罐法

四、注意事项

症状较重、明显呼吸困难者，应积极配合中西药物治疗。

小儿厌食症

一、概述

小儿厌食症是指小儿除外其他急慢性疾病的较长时间的（最少10日以上）食欲不振或减退，见食不贪甚至拒食的病证。本病起病缓慢，病程较长，一般1个月以上，多见于1～6岁，以城市居多。本病在中医学中属于"小儿厌食""恶食"等范畴。

二、临床表现

患儿食欲降低，见到食物就不想吃，食量较常量减少1/2以上，持续2周以上。可伴有体重明显下降，出现水肿；体内缺乏脂肪，容易发冷、畏寒等。

三、治疗

火罐疗法

脾失健运选脾俞、章门、足三里；胃阴不足选胃俞、内庭、足三里；脾胃气虚选脾俞、胃俞、中脘、足三里。除内庭针刺外，余穴吸拔5分钟，每日一次（图8-5）。

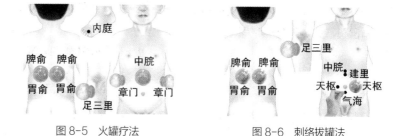

图 8-5 火罐疗法　　　　　　图 8-6 刺络拔罐法

刺络拔罐法

取穴中脘、天枢、建里、气海、脾俞、胃俞、足三里。用刺络拔罐法。留罐10分钟，隔日一次，5次为一疗程（图8-6）。

刺血拔罐法

先拔罐于上脘穴10分钟，然后用梅花针叩刺脊柱两旁出血，并在膈俞、肝俞、胃俞上拔罐10分钟。可配合三棱针点刺四缝、足三里、内关出血。隔日一次（图8-7）。

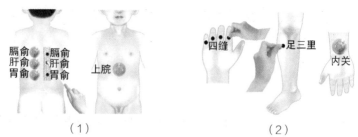

（1）　　　　　　　　　（2）

图 8-7 刺血拔罐法

四、注意事项

本病拔罐疗效好，配合针灸、中药治疗效果更佳。注意调节患儿的饮食，少食肥甘厚腻及生冷食品，多食蔬菜、水果，保持大便通畅，纠正偏食，限制零食，以防影响食欲。

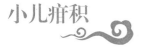

小儿疳积

一、概述

小儿疳积即小儿营养不良症，是一种慢性营养缺乏病，又称蛋白质、热量不足性营养不良症。主要是由于喂养不当或某些疾病（如婴幼儿腹泻、先天幽门狭窄、腭裂、急慢性传染病、寄生虫病等）所引起。多发于3岁以下婴幼儿。

二、临床表现

小儿面黄肌瘦，食欲不振或呕吐酸馊乳食，烦躁爱哭，睡眠不安，腹部胀满或时有疼痛，小便短黄如米泔，大便酸臭。伴有皮肤苍白、干燥、松弛和失去弹性；肌肉松弛、萎缩，肌张力一般表现为低下，运动功能发育迟缓。

三、治疗

刺络拔罐法

取穴下脘、足三里、脾俞、四缝。先将下脘、足三里、脾俞穴进行常规消毒，每穴用毫针或三棱针轻轻点刺1~3下，以微见出血为度，然后立即在所点刺的部位拔火罐，拔出血量1~2ml，或皮肤出现红色瘀血为止。每周治疗一次，6次为一疗程。四缝穴为奇穴，以刺出黄水为度，是治疗疳积的经验穴（图8-8）。

选穴上脘、四缝、鱼际穴，以及背部膀胱经循行路线。先取上脘穴施以单纯罐法，将罐吸拔于穴位上，留罐5~10分钟，然后用三棱针点刺四缝、鱼际穴至微出血，再用梅花针重刺背部脊柱两侧膀胱经所循行路线；亦可在背部脊柱两侧施以走罐，以皮肤潮红为度。以上方法，隔日一次（图8-8）。

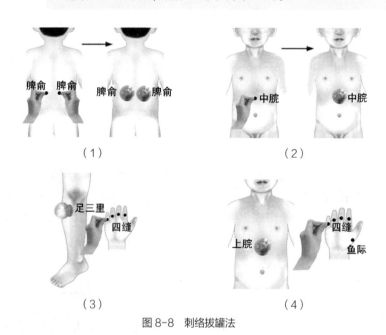

（1）

（2）

（3）

（4）

图8-8　刺络拔罐法

走罐法

取穴足太阳膀胱经的大杼至膀胱俞。患儿俯卧位，充分暴露背部，将背部涂适量润滑油，选择口径小的火罐，用闪火法将罐拔于背部（注意小儿皮肤娇嫩，负压不宜太大），然后沿着膀胱经轻轻地来回走罐，至皮肤出现红色瘀血现象为止，起罐后擦净皮肤上的油迹。每周治疗一次，6次为一疗程。拔罐5～10分钟，至皮肤出现瘀血起罐，用同样的方法在足三里、中脘穴拔罐。每次选择一组穴位，每日治疗一次，10次为一疗程（图8-9）。

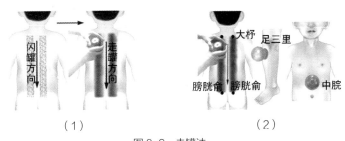

图8-9　走罐法

四、注意事项

疳积患儿饮食须定时定量，不宜过饥、过饱或过食香甜油腻之品。婴儿脾胃娇嫩，断乳时应给予适量的营养丰富、易于消化的食物。凡因肠道寄生虫病或结核病引起的小儿疳积，须及时治疗原发病。多去户外活动。

小儿消化不良

一、概述

小儿消化不良又称婴幼儿腹泻，是2岁以下的婴幼儿因胃肠道器官尚未发育完全，消化腺功能不全而发生的胃肠紊乱综合征，以厌食、呕吐、腹泻为主症。一年四季均可发病，以夏秋季节最多见。西医学认为，本病与喂养不当、饮食不洁及免疫因素（如母乳）等有关，此外气候突变及卫生习惯不良等均与本病有密切的关系。消化不良分为轻型（单纯性消化不良）和重型（中毒性消化不良）。拔罐疗法适于单纯性消化不良。本病归属与中医学的"泄泻"范畴。

二、临床表现

1. 轻型

起病可急可缓，以胃肠道症状为主。食欲不振，偶有溢乳或呕吐，大便次数增多及性状改变。无脱水及全身中毒症状，多在数日内痊愈，常由饮食因素及肠道外感染引起。

2. 重型

常急性起病，也可由轻型逐渐加重、转变而来，表现为食欲低下，常有呕吐，严重者可吐出咖啡样液体。腹泻频繁，大便每日几次至数十次，大便呈黄色水样或蛋花样，含有少量黏液，少数患儿也可有少量血便。此外还有较明显的脱水、电解质紊乱和全身中毒症状（发热、烦躁、精神萎靡、嗜睡甚至昏迷、休克）。多由肠道内感染引起。

三、治疗

火罐疗法

伤食型选穴中脘、天枢、足三里、内关，留罐5分钟，每天一次；风寒型选大椎、天枢、上巨虚、三阴交，留罐5分钟，每天一次；湿热型选天枢、足三里、曲池、阴陵泉，先用三棱针在天枢、曲池、阴陵泉点刺一下，再吸拔5分钟，足三里吸拔5分钟；脾虚型选中脘、足三里、脾俞、关元俞，留罐5分钟，每天一次；脾肾阳虚选肾俞、脾俞、命门、上巨虚，留罐5分钟，隔天一次。此外，日久不愈，可采用拔肚脐部3～5分钟，隔两天一次，连拔3次（图8-10）。

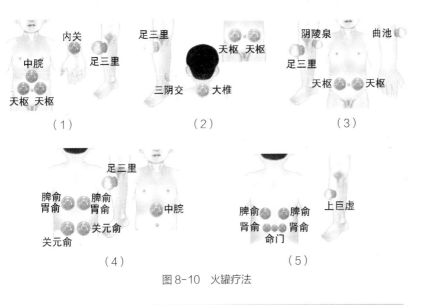

（1）　　　　　　　（2）　　　　　　　（3）

（4）　　　　　　　（5）

图8-10　火罐疗法

推拿配刺络拔罐疗法

患儿仰卧，术者以劳宫穴对准其神阙穴，按顺时针连续摩腹3～5分钟。患儿再俯卧，术者用右拇指腹推上七节骨（命门到长强），手法柔和，频率为70～80次/分，连续3分钟。然后用左手掌沿脊柱自上而下按揉3～5遍，再自龟尾至大椎捏脊3～5遍，对肾俞、脾俞、胃俞要点按、提拿3～5次。最后用三棱针在龟尾穴刺络3～5下，紧接其后在龟尾至七节骨位拔罐，留置10分钟。腹泻伴呕吐加点按内关、足三里，腹痛加拿肚角3～5次；发热加推六腑、天河水，三棱针点刺少商、十宣；久泄加点按关元3分钟，加刺四缝穴。每日一次，3次为一疗程（图8-11）。

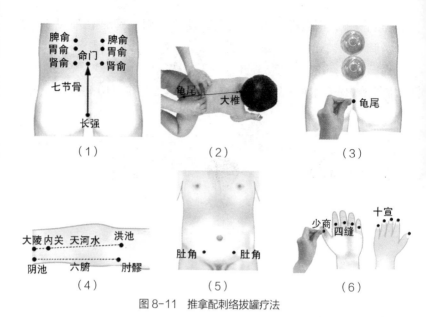

脾俞　　脾俞
胃俞　命门　胃俞
肾俞　　肾俞

七节骨

长强

（1）

龟尾　大椎

（2）

龟尾

（3）

大陵　内关　天河水　　洪池

阴池　　六腑　　　肘髎

（4）

肚角　　肚角

（5）

少商　四缝　　十宣

（6）

图8-11　推拿配刺络拔罐疗法

四、注意事项

对婴幼儿拔罐宜轻柔，勿使负压过大，重证应结合中西医治疗。治疗期间，应调整婴儿食物，减少胃肠负担，轻证应停喂不易消化和脂类食物，重证应暂禁食，但不应超过6~8小时，以防失水和脱水，积极结合中西医治疗。

小儿腹泻

一、概述

小儿感染性腹泻又称小儿肠炎，除已有固定名称（如痢疾、霍乱、鼠伤寒等）外，小儿肠炎是由细菌、病毒或不明原因的感染所致的以腹泻为主的胃肠道功能紊乱综合征。临床以大便次数增多，粪质稀或如水样，带有不消化食物或黏液为主症。本病在中医学中属"泄泻"范畴。

二、临床表现

1. 大肠埃希菌性肠炎

起病较急（有的稍缓而逐渐加重），大便次数增多，有腥臭味，多呈蛋花汤样，有黏液（少数可见脓血便），可伴有发热、腹痛、呕吐；大便常规检查，可见大量白细胞，或脓细胞及红细胞；大便培养，大肠埃希菌可呈阳性。本病多发生于2岁以下小儿，一年四季均可发病，但以夏季（5～8月）发病率最高。

2. 空肠弯曲菌性肠炎

常先有发热、头痛、背痛等，1～3天后出现呕吐、腹痛或呈绞痛，大便次数增多，呈水样，带黏冻，或为血便；大便常规可见白细胞、脓细胞及大量红细胞；大便培养，空肠弯曲菌可呈阳性。本病各年龄组均可见，以夏秋季（8～9月）发病率最高。

3. 轮状病毒性肠炎

起病急，常伴有发热和上呼吸道症状（咳嗽、流涕、咽红等），可伴呕吐，大便次数增多，呈黄白色水样或蛋花汤样，一般无脓血，无腥臭味。大便常规可见脂肪滴及少量白细胞；大便细菌培养阴性；大便病毒检测轮状病毒可呈阳性。本病多见于2岁以下小儿，以秋冬季（9～12月）发病率最高。

三、治疗

火罐疗法

主穴取大肠俞、天枢、足三里、内关。伤食型配中脘、胃俞；湿热型配大椎、风池；风寒型配上巨虚、三阴交；脾虚型配脾俞、关元；肾虚型配脾俞、命门、肾俞。留罐5分钟，每日或隔日一次（图8-12）。

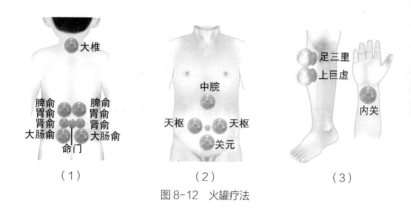

（1）　　　　　　　　（2）　　　　　　　　（3）

图8-12　火罐疗法

刺络拔罐法

伤食型选中脘、下脘、足三里，点刺中脘、下脘，吸拔诸穴5分钟；风寒型选大椎、天枢、大肠俞，点刺大椎、天枢，吸拔诸穴5分钟；湿热型选天枢、上巨虚、大肠俞，点刺天枢、大肠俞，吸拔诸穴5分钟；脾虚型选中脘、气海、脾俞和肾虚型选脾俞、肾俞、大肠俞、足三里，以上采用单纯火罐法，吸拔5分钟，每日一次（图8-13）。

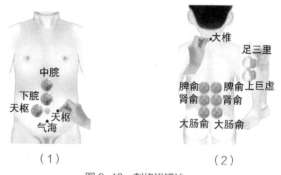

（1）　　　　　　　　　（2）

图8-13　刺络拔罐法

推拿配刺络拔罐疗法

患儿仰卧，术者以劳宫穴对准其神阙穴，按顺时针连续摩腹

3~5分钟。患儿再俯卧，术者用右拇指腹推上七节骨（命门到长强），手法柔和，频率为70~80次/分，连续3分钟。然后用左手掌沿脊柱自上而下按揉3~5遍，再自龟尾至大椎捏脊3~5遍，对肾俞、脾俞、胃俞要点按、提拿3~5次。最后用三棱针在龟尾穴刺络3~5下，紧接其后在龟尾至七节骨位拔罐，留置10分钟。腹泻伴呕吐加点按内关、足三里，腹痛加拿肚角3~5次；发热加推六腑、天河水，三棱针点刺少商、十宣；久泄加点按关元3分钟，加刺四缝穴。每日一次，3次为一疗程（图8-14）。

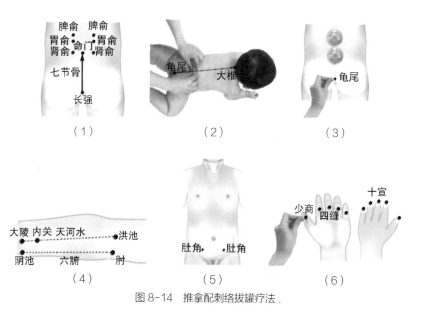

（1）　　　　　　（2）　　　　　　（3）

（4）　　　　　　（5）　　　　　　（6）

图8-14　推拿配刺络拔罐疗法

四、注意事项

拔罐疗法治疗本病可取得较好疗效，如配合针灸、药物，则疗效更佳。在治疗的同时，应注意调养，少食肥甘厚腻及生冷食品，增强抗病能力，便后及时清理臀部，勤换尿布，防止发生红臀。

遗尿症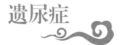

一、概述

　　遗尿症又称尿床，是指小儿在3周岁以后不能控制排尿，睡眠中小便自遗，醒后方觉的一种病症。本病在中医学中属"遗尿病"范畴。

二、临床表现

　　发生于3岁以上儿童。睡眠中不自主排尿，多发生于夜间。轻者数夜一次，重者一夜多次。若儿童因白天游戏过度，精神疲劳，睡前多饮等原因而偶然发生遗尿者，则不属病态。尿常规检查正常。X线摄片检查，部分患儿有隐性脊柱裂。

三、治疗

火罐疗法

　　下元虚寒选关元、中极、肾俞、三阴交；脾肺气虚选肺俞、脾俞、气海、足三里，吸拔诸穴5分钟，每日一次。肝经湿热选中极、肝俞、三阴交、阴陵泉，先点刺肝俞，后吸拔诸穴5分钟，每日一次。或只取神阙。留罐3分钟，隔日一次（图8-15）。

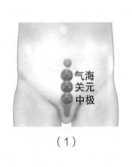
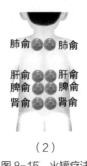
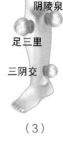

（1）　　　　　　（2）　　　　　　（3）

图8-15　火罐疗法

刺络拔罐法

大椎、肾俞、膀胱俞、身柱、关元俞、关元。采用刺络拔罐法，每日或隔日一次（图8-16）。

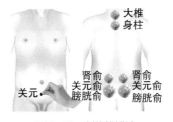

图 8-16 刺络拔罐法

针刺后拔罐法

主穴取百会、关元、气海、三阴交、足三里；配穴取水道、太溪、太冲、中极、利尿穴（脐下2.5寸）等。留针20分钟。并取双肾俞，留罐15分钟（图8-17）。

华佗夹脊11～15、关元、命门。留罐10分钟，隔日一次，10次为一疗程（图8-17）。

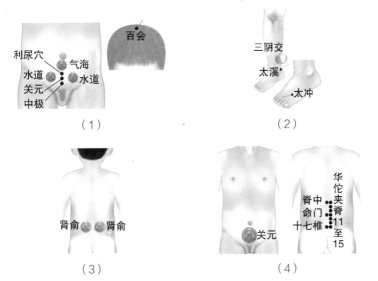

图 8-17 针刺后拔罐法

治疗期间积极培养患儿按时排尿的习惯，夜间家长定时叫醒患儿起床排尿，有助于提高疗效。消除患儿的紧张心理，树立信心和勇气，家长不要因尿床而打骂。如有器质性病变应积极治疗原发病。

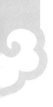

第九章

五官科疾病拔罐疗法

牙痛

一、概述

牙痛是由多种牙体和牙周组织疾病引起的常见症状之一。常见的疾病有龋齿、急性牙髓炎、急性根尖周炎、牙周炎、牙本质过敏、牙齿折裂等。此外，颌骨的某些病变如急性化脓性上颌窦炎、颌骨骨髓炎及三叉神经痛等常伴发或诱发牙痛。本病在中医学中属于"齿痛"范畴。

二、临床表现

实证多见牙齿疼痛剧烈，牙龈红肿较甚，或出脓渗血，肿连腮颊，头痛，口渴引饮，口气臭秽，大便秘结等。虚证多见牙齿隐作痛或微痛，牙龈微红，微肿，久则龈肉萎缩，牙齿浮动，咬物无力，午后疼痛加重。全身可兼见腰背酸痛，头晕眼花，口干不欲饮等。

三、治疗

刺络拔罐法

方法一

风火证选风池、大椎；胃火证选胃俞、颊车、下关、支沟、承山；肾虚证选肾俞、志室、颊车、下关。先用针点刺上穴，后吸拔诸穴5～10分钟。每天一次（图9-1）。

颊车、内庭用三棱针点刺，颊车吸拔15分钟，以出血为度。大杼、胃俞拔罐20分钟。每天一次，5次为一疗程（图9-1）。

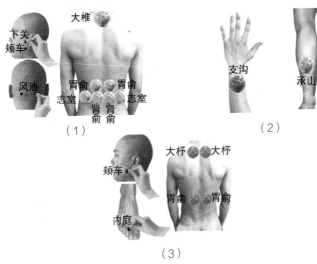

（1）

（2）

（3）

图9-1 刺络拔罐法

刺血拔罐法

取穴胃俞、大椎、合谷、内庭、行间、颊车、下关。每穴用三棱针点刺2~3下至出血（尽量点刺皮肤浅静脉怒张处），胃俞、大椎、颊车、下关吸拔10~15分钟，至皮肤出现紫红色瘀血或拔出毒血1~5ml，至皮肤穴位不再出血为度。隔天一次，6次为一疗程（图9-2）。

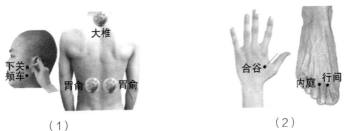

（1）

（2）

图9-2 刺血拔罐法

主穴取压痛点（患部阿是穴）、颊车（健侧）、合谷（健侧）。风火证配曲池、大椎；胃火证配内庭、胃俞；肾虚证配太溪、肾俞。内庭、太溪叩刺出血不拔罐。其余穴位适当叩刺留罐10～20分钟，每日一次（图9-3）。

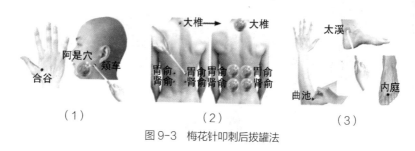

图9-3　梅花针叩刺后拔罐法

286

四、注意事项

讲究口腔卫生，早晚刷牙，少食辛辣厚味。在牙痛缓解后，根据不同牙病加以彻底治疗。

复发性口腔溃疡

一、概述

复发性口腔溃疡是口腔黏膜反复发作的大小不等的圆形或椭圆形溃疡，有灼痛感，多发于唇内侧、舌尖、舌缘、舌腰、颊部、腭弓等部位。本病以周期性反复发作为特点。一般7～10天愈合，病史长可达一二十年之久，好发于青壮年。其发病与中枢神经系统紊乱及内分泌障碍有关。诱发因素有睡眠不足、精神紧张、消化不良、便秘等。初期患部黏膜稍隆起，1天后破溃成原形或椭圆形，直径2～5mm，溃疡底部有坏死的组织形成的黄白色的假膜，边缘整齐，周围绕以充血带，严重者伴颌下淋巴结肿大而压痛，咽喉痛等症状。本病在中医学中属于"口疮""口疳"等病的范畴。

二、临床表现

1. 复发性轻型口腔溃疡

溃疡周期性反复发作，有自限性。表现为发生于非角化黏膜上的圆形或椭圆形孤立浅小溃疡，数目1～2个，黄豆大小，灼痛明显。溃疡一般7～10天可愈合，愈合不留瘢痕。

2. 复发性口炎型口腔溃疡

同时发作的溃疡数目可达十几个或几十个，散在分布呈口炎形式，病损不具成簇性。疼痛较复发性轻型口腔溃疡更明显。唾液增多，淋巴结大，可低热或头痛。其他特点同复发性轻型口腔溃疡。

3. 复发性坏死性黏膜周围炎

溃疡发作有周期性。溃疡的直径达1～2cm，甚至更大。大溃疡数目常为1～2个，可同时伴发数个小溃疡。大溃疡形状不规则，边缘不齐，中央弹坑状，溃疡底达黏膜下腺体组织，基底微硬或结节状，表面有黄色伪膜，周围有炎症反应。深大溃疡一般持续1～2个月才能愈合，个别患者病程可达4～5个月以上。早期深大溃疡多位于口腔前部，反复发作后，病损可向口腔后部移行。溃疡愈合后在局部遗留瘢痕。若溃疡发生在口腔后部，则可因组织破坏缺损、瘢痕挛缩，造成悬雍垂、舌腭弓等的畸形或缺损。患者有剧烈疼痛，吞咽困难，局部淋巴结肿大。全身可有不适，血沉加快。

三、治疗

刺血拔罐法

大椎、太阳、足三里、合谷、少海。先用三棱针点刺2~3下，至皮肤出血，吸拔留罐10~15分钟，拔出毒血1~5ml，每周2次，6次为一疗程（图9-4）。

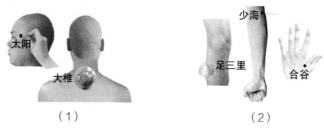

（1）　　　　　　　　　　　　　　　　　（2）

图9-4　刺血拔罐法

四、注意事项

节制饮食，少食辛辣厚味及醇酒肥甘之品，调情志，保证充足睡眠，锻炼身体，增强体质。

睑腺炎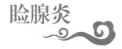

一、概述

睑腺炎是由细菌感染引起的眼睑部急性化脓性炎症。病变在睫毛根部皮脂腺为外睑腺炎，即外麦粒肿；病变在睑板腺者称睑板腺炎，即内麦粒肿。临床表现为眼睑局限性红肿、硬结、疼痛、触痛。外睑腺炎先在眼睑边缘红肿疼痛，可触有硬结并触痛，数日后有脓点，一般溃脓后疼痛消失。内睑腺炎初起眼睑微红肿及触痛，疼痛剧烈，患处睑结膜局限性充血，继之有脓点，亦可溃破。本病可归属于中医学的"针眼""土疡"等病证范畴。

二、临床表现

初起胞睑痒痛，睑弦微肿，按之有小硬结，形如麦粒，压痛明显。局部红肿疼痛加剧，逐渐成脓，起于睑弦者在睫毛根部出现脓点，发于睑内者，睑内面出现脓点，破溃或切开排出脓后，症情随之缓解。严重针眼，胞睑漫肿，皮色暗红，可伴有恶寒发热，耳前常有臖核，发于外眦部，每易累及白睛浮肿，状如鱼胞。本病有反复发作和多发倾向。

三、治疗

刺络拔罐法

取穴太阳。将太阳穴进行常规消毒，用三棱针或毫针点刺1～3下，然后选择小号拔火罐立即拔于太阳穴上，留罐5～10分钟，拔出数滴瘀血或使皮肤出现红色瘀血为止，起罐后擦净皮肤上的血迹。每天一次，3次为一疗程（图9-5，图9-6）。

取穴大椎、印堂、太阳。将以上穴位进行常规消毒，每穴用三棱针点刺2～3下或用梅花针叩刺至微出血，选用大小适当的火罐拔于所点刺的穴位上，留罐10～15分钟，拔出血量1～5ml，使皮肤拔出紫红色瘀血为度，起罐后擦净皮肤上的血迹。每日治疗一次，3次为一疗程（图9-5，图9-6）。

方法三

取穴委中、阳白、耳尖。将委中、阳白穴进行常规消毒，每穴用三棱针点刺1~3下，立即用小号拔火罐拔于所点刺的穴位，留罐10~15分钟，拔出血量1~3ml，或使皮肤出现紫红色瘀血为度，起罐后擦净皮肤上的血迹。然后用手揉捏耳廓至充血发红，将耳尖穴进行消毒，用三棱针点刺耳尖穴，挤出数滴血液。每日治疗一次，3次为一疗程（图9-5，图9-6）。

方法四

身柱、肺俞、肝俞、脾俞、胸椎1~12两侧。用梅花针叩刺至皮肤微出血为度，然后拔罐10~20分钟。2~4日治疗一次（图9-5，图9-6）。

方法五

大椎、风池、合谷、胸椎1~7两侧的皮疹反应点。用梅花针叩刺至微出血，然后拔罐10~15分钟。每天一次（图9-5，图9-6）。

方法六

在背部胸椎第1~12节至腋后线范围内找粟粒大小淡红色皮疹，或皮下小结节、压痛点。用三棱针点刺出血拔罐15~20分钟。每天一次（图9-5，图9-6）。

方法七

取穴：一为风门、合谷、两肩胛区及胸椎第1~7节两旁的淡红色疹点；二为胸椎第1~12节两侧、肺俞、心俞、脾俞。第一组适用于急性期，采用梅花针重叩刺后拔罐15分钟；第二组适用于反复发作者及调理治疗。采用梅花针中度叩刺后拔罐20分钟。急性期每日治疗一次，慢性期2~4日治疗一次（图9-5，图9-6）。

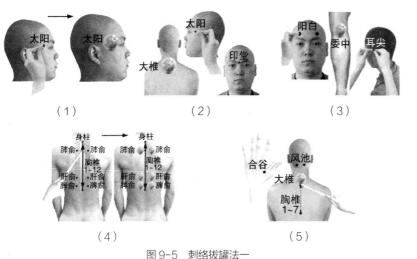

（1）　　　　　　（2）　　　　　　（3）

（4）　　　　　　　　（5）

图9-5　刺络拔罐法一

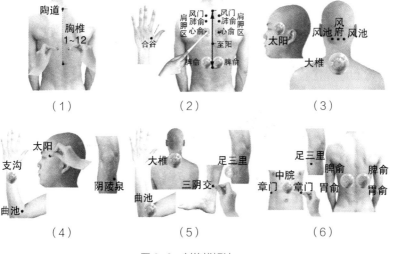

（1）　　　　　　（2）　　　　　　（3）

（4）　　　　　　（5）　　　　　　（6）

图9-6　刺络拔罐法二

方法八

　　风热客睑型取穴大椎、风池、风府、太阳；脾胃热盛型取穴太阳、曲池、支沟、阴陵泉；脾胃气阴两虚型取穴大椎、曲池、三阴交、足三里；脾胃气血虚弱型取穴足三里、脾俞、胃俞、中脘、章门。先用

三棱针点刺风池、风府，挤出少量血，余穴再取口径
1.5cm的玻璃罐在点刺穴位上用闪火法拔5分钟，每天
一次（图9-5，图9-6）。

胸背部挑刺放血配合拔罐法

患者将一侧上肢（男左女右）上举，置于
对侧肩后，手心向背，伸直手指，中指所指的
地方即为挑刺放血的部位。然后用75%酒精棉
球消毒，再用消毒三棱针将找到的脓疱、丘
疹、红点或变形的毛孔挑破出血，然后拔罐
15~20分钟。每天一次。（图9-7）

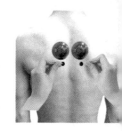

图9-7 胸背部挑刺放
血配合拔罐法

耳穴刺血配合拔罐法

取耳穴眼、肝、胆、脾、胃、耳尖穴。按揉耳廓，使其充血，
消毒后用三棱针点刺穴区，使之出血，再挤捏3~5下。大椎穴如上
法点刺放血加拔罐。每天一次，一般1~3次治愈（图9-8）。

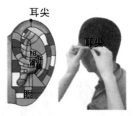

图9-8 耳穴刺血配合拔罐法

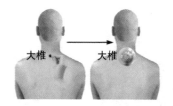

图9-9 刺血拔罐法

刺血拔罐法

选穴大椎穴。患者取坐位或俯卧位，局部常规消毒，医者右手
拇、食、中指持笔式执三棱针，在大椎穴中心点进行快速点刺，病
情较重或双眼发病者作一线三点法，即在穴位中心点及左右两侧各
1cm处各点刺一针，用大号或中号火罐闪火法迅即扣在点刺处，留
罐3~5分钟，拔出血液1~3ml，起罐后用酒精棉球消毒，擦净血

迹，每天一次，3次为一疗程（图9-9）。

四、注意事项

拔罐疗法治行睑腺炎早期局部红肿硬结尚未成脓者效果显著，往往1~2次即痊愈，对于已成脓者拔罐刺血治疗也有很好的效果，对于脓肿严重者，应配合眼科综合治疗。本病初起至化脓，切忌挤压，以免细菌进入血液循环，造成感染。在治疗期间至睑腺炎痊愈10日内，忌食辣椒、大蒜、白酒等刺激性食物，以免影响疗效，保持大便通畅，亦十分重要。

结膜炎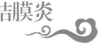

一、概述

结膜炎是眼结膜的炎症性疾病，大多是由细菌或病毒感染而引起，具有传染性或流行性。为眼科常见病之一，有急、慢性之分，急性结膜炎潜伏期一般为1~2日，自觉异物感和烧灼感，分泌物增多，初为清晰，随之变为黏液脓性，常使上、下睑睫毛粘集成束，可有疼痛、畏光、流泪、视力障碍等症状；慢性结膜炎临床表现为眼目干涩、有异物感，眼睑沉重，不耐久视，无明显分泌物。本病在中医学中属于"天行赤眼""赤丝虹脉""暴风客热""红眼病"等范畴。

二、临床表现

急性结膜炎是一种流行性眼病，发病急骤，自觉眼部有痒感、异物感、灼热感或疼痛，眼睛红肿，分泌物多，灼热，畏光，睑、球结膜有充血、水肿，乳头增生，滤泡形成；慢性结膜炎因急性结膜炎未能完全治愈而引起，也可因其他原因（环境污染、睡眠不足）引起，结膜变为肥厚，常有目痒、灼热、干燥、异物感、羞明、眼易疲劳等症状。

三、治疗

刺络拔罐法

急性结膜炎取穴：一为大椎、心俞、肝俞；二为身柱、膈俞、胆俞。慢性结膜炎取穴：一为大椎、左心俞、右肝俞；二为身柱、右心俞、左肝俞。每次选一组，用刺络拔罐法，留罐15～20分钟。急性期每日治疗一次，慢性期隔日治疗一次，5次为一疗程（图9-10，图9-11）。

取穴大椎及其两侧旁开0.5寸处（即定喘）、太阳、印堂、阳白。采用刺络拔罐法、留罐15～25分钟，每天一次，症状缓解后改隔天一次（图9-10，图9-11）。

取穴肩髃、大椎、肩井。用三棱针点刺后拔罐10～15分钟，以吸出暗红色血液为佳，每天一次（图9-10，图9-11）。

取穴大椎、少泽（双）、眼（耳穴）。用三棱针点刺出血，大椎穴再拔罐15～20分钟。每天一次（图9-10，图9-11）。

**方法
五**

　　取穴肝俞、大椎及两侧旁开0.5寸处（即定喘）、太阳（患侧）。用刺络拔罐法。先用三棱针点刺，微出血，然后拔罐15～20分钟。每日治疗一次，待症状缓解后改为隔日治疗一次（图9-10，图9-11）。

**方法
六**

　　主穴取大椎、太阳、大肠俞、肝俞；配穴取少泽（双）、百会、攒竹。用刺络拔罐法。先在主穴和配穴均用三棱针点刺出血1～2滴，然后在主穴上拔罐10～15分钟。每天或隔天一次（图9-10，图9-11）。

**方法
七**

　　取穴大椎、风池、耳尖。将大椎、风池穴进行常规消毒，每穴用三棱针点刺2～3下或用梅花针叩刺至微出血，选择大小适宜的火罐立即拔于所点刺的穴位上，留罐10～15分钟，拔出毒血1～5ml或皮肤出现紫红色瘀血为度，起罐后擦净皮肤上的血迹。然后用手揉捏耳廓至发红充血，将耳尖进行消毒，用三棱针点刺耳尖穴1～2下，挤出数滴血液。每日治疗一次，3次为一疗程（图9-10，图9-11）。

**方法
八**

　　取穴太阳。将太阳穴进行常规消毒后，每穴用三棱针点刺2～3下（尽量点刺穴位处怒张的静脉），然后选择小号火罐立即拔于所点刺的穴位，留罐10～15分钟，拔出毒血1～5ml或使皮肤出现紫红色瘀血为止，起罐后擦净皮肤上的血迹。每日治疗一次，3次为一疗程（图9-10，图9-11）。

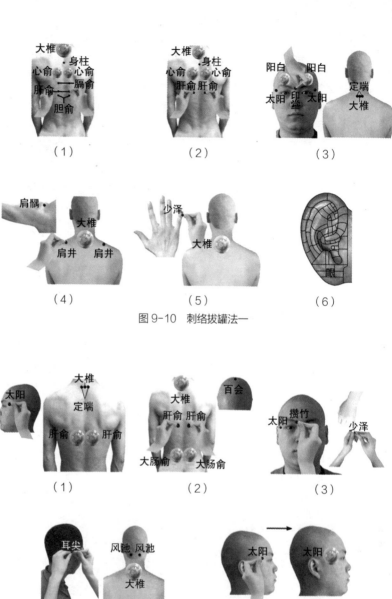

（1）　　　　　（2）　　　　　（3）

（4）　　　　　（5）　　　　　（6）

图9-10　刺络拔罐法一

（1）　　　　　（2）　　　　　（3）

（4）　　　　　（5）

图9-11　刺络拔罐法二

四、注意事项

拔罐治疗急性结膜炎效果较好，慢性结膜炎坚持治疗亦有一定疗效。拔罐刺血治疗本病疗效显著，尤其对于缓解羞明、流泪、异物感、眼痛等症状有罐到病除之功。对于一些传染性结膜炎应加强预防，毛巾、脸盆等物应专人专用，用后应严格消毒。治疗期间患者应忌食辛辣刺激性食物。

溢泪症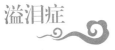

一、概述

溢泪症，是由于泪液的排出系统如同下水道出现障碍一样，泪液不能顺利地排到鼻腔，经常有眼泪不由自主地流出的眼病。中医学中称之为"迎风冷泪""迎风流泪"。

二、临床表现

泪液不由自主流出，泪液清稀，重者时时频流，轻者时作时止，入冬或遇风增剧。

三、治疗

刺络拔罐法

取主穴大椎、肺俞、肝俞、肾俞；配穴睛明、承泣。先用梅花针叩刺至微出血，后拔罐5分钟，同时以毫针针刺配穴，不留针，不拔罐。隔日治疗一次（图9-12）。

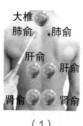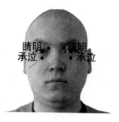

图9-12　刺络拔罐法

针罐法

　　取穴睛明、承泣、风池、肝俞、肾俞。先用毫针刺睛明、承泣、风池穴，不留针；然后用梅花针叩刺肝俞、肾俞，用闪火法拔罐15分钟，隔天一次（图9-13）。

　　取患侧太阳穴，用毫针直刺约1寸，留针20～30分钟，起针后拔罐10～15分钟，起罐后再贴伤湿止痛膏。1～5天治疗一次（图9-13）。

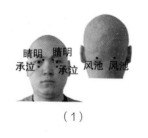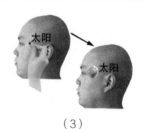

图9-13　针罐法

四、注意事项

　　拔罐治疗本病，可取得一定的临床效果，如配合以药物及针灸治疗，则疗效更佳。在治疗的同时，要注意以治疗眼科原发病为原则。

耳源性眩晕

一、概述

耳源性眩晕又称内耳眩晕症、梅尼埃病。其特点为阵发性眩晕，可致耳鸣及耳聋。本病在中医学中属于"眩晕"范畴。

二、临床表现

1. 阵发性突发眩晕

患者感觉周围物体绕自身旋转，伴恶心、呕吐、面色苍白，神志清楚，有耳鸣、耳聋及耳闷感，持续数分钟或数小时后突然消失或逐渐减轻，可一日发作数次，至数年发作一次。眩晕发作期间，部分患者有患侧头部或耳内胀满感、沉重、压迫感或耳周围灼热感。

2. 耳鸣、耳聋、眼震

耳鸣常为先兆，随之听力下降，多为一侧，发病时耳聋加重，可有自发性眼震，呈水平旋转，方向不定，鼓膜正常。听力检查显示感音神经性耳聋。

三、治疗

火罐疗法

取主穴风池、翳风、支沟。肝阳上亢加肝俞、肾俞、三阴交、太冲；气血亏虚加脾俞、膈俞、气海、关元、足三里、曲池；肾精不足加肾俞、肝俞、关元、太溪、三阴交；痰浊中阻加脾俞、中脘、丰隆、足三里。风池、翳风、太冲针刺，余用单纯罐法。肝阳上亢与痰浊中阻亦可用刺络拔罐法，气血亏虚与肾精不足可用罐后加温灸（图9-14）。

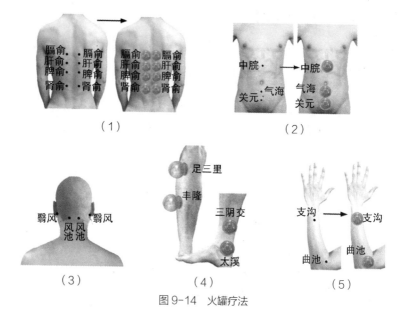

图9-14 火罐疗法

刺络拔罐法

取穴：一为大椎、心俞、肝俞、三阴交；二为脾俞、肾俞、足三里、丰隆。先用三棱针点刺穴位，后用火罐吸拔点刺穴位，留罐10分钟，每日一次，每次一组（图9-15）。

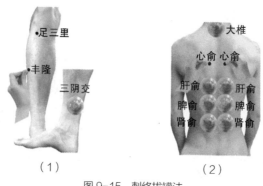

图9-15 刺络拔罐法

四、注意事项

发作期间应注意休息，加强营养，低盐饮食，消除紧张、恐惧心理，呕吐严重出现脱水者，可输液治疗。生活规律，劳逸结合，减少复发机会。其他原因的眩晕，可参考本病辨证治疗。

耳聋

一、概述

耳聋是各种听力减退症状的总称，可由多种疾病引起，为耳科临床常见症。临床上常将耳聋分为轻度、中度、重度和全聋四级。轻度耳聋者，远距离听话或听一般距离低声讲话感到困难，纯音语言频率的气导听阈在10～30分贝以内；中度者，近距离听话感到困难，纯音语言频率的气导听阈在30～60分贝；重度者，只能听到很大的声音，可听见在耳边喊叫的高声，纯音语言频率的气导听阈在60～90分贝；全聋者，完全不能听到声音，纯音听阈90分贝以上。

二、临床表现

不同程度的听力减退或听力丧失。

三、治疗

火罐法

选穴脾俞、肾俞、外关、曲池、足三里、阳陵泉、三阴交。以上诸穴采用单纯拔罐法，留罐10～15分钟，听宫、耳门、听会毫针刺，每天一次（图9-16）。

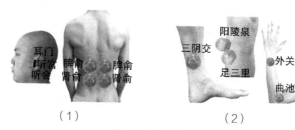

图9-16 火罐法

针罐法

方法一

取穴翳风、支沟、肝俞、中渚。实证加外关、行间；虚证加肾俞、关元、太溪。实证采用刺络拔罐法，以拔出血为佳，每天一次。虚证采用针刺后拔罐法，隔天一次（图9-17）。

方法二

取穴大椎、肝俞、胆俞、身柱，针刺后拔罐15分钟，起罐后三棱针点刺中渚、侠溪、太冲、丘墟穴出血，每日或隔日治疗一次（图9-17）。

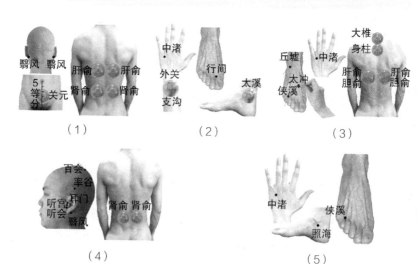

图9-17 针罐法

方法三 主穴取听宫、中渚。新病配听会、率谷、翳风、侠溪；久病配耳门、百会、肾俞、照海。先用毫针刺（新病用泻法，久病用补法），针后拔罐10分钟，每天一次，5次为一疗程（图9-17）。

刺络放血后拔罐法

在太阳、耳门、听宫、曲泽穴附近寻找暴胀的血络，用三棱针点刺出血，然后拔火罐5～15分钟，隔日治疗1次（图9-18）。

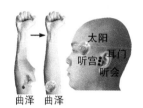

图9-18 刺络放血后拔罐法

四、注意事项

耳聋是临床上较为顽固的一种病症，引起本病的原因很多，拔罐疗法对于神经性耳聋效果较好，但本病容易反复，需要坚持治疗，以巩固疗效。在临床上应尽可能查清本病的病因，针对病因治疗，对顽固性耳聋，应采用中西医结合的方法综合治疗。患者应注意休息，避免过劳和精神刺激。

耳鸣

一、概述

耳鸣是指患者在耳部或头部的一种声音感觉，但周围环境中并无相应的声源存在，是多种耳部病变和全身疾病的症候群之一，以耳鸣为主症者应作为疾病对待。本病在中医学中属于"耳鸣"范畴。

二、临床表现

患者自觉耳内或头内有鸣响的感觉，而周围环境中并无相应的外在声源，可发于一侧，亦可发于双侧。耳鸣音调可呈各种各样，可反复发作或持续发作，可受声音环境及精神情绪因素影响，时轻时重，甚至可影响工作、睡眠，可伴有眩晕、耳堵闷感及重听诸症（非振动性耳鸣）。

三、治疗

刺络拔罐法

方法一

取穴：一为耳门、听宫、翳风、外关、肝俞；二为听会、风池、三阴交、肾俞。每次选一组。耳周诸穴用毫针针刺20分钟，余穴用三棱针点刺2~3下，吸拔留罐10~15分钟，至皮肤瘀血或拔出瘀血1ml。每天一次，10次为一疗程（图9-19）。

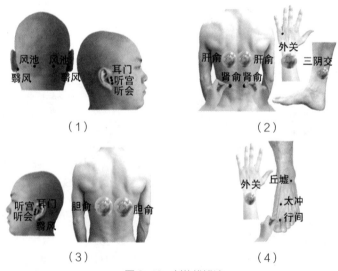

（1）　　　　　　　　（2）

（3）　　　　　　　　（4）

图9-19　刺络拔罐法

主穴取胆俞、听宫、行间、外关；配穴取太冲、丘墟、耳门、听会、翳风。先用三棱针在主穴、配穴上点刺放血1～3滴，在胆俞上拔罐5分钟，隔日一次，5次为一疗程（图9-19）。

针罐法

主穴取听宫、中渚。新病配听会、率谷、翳风、侠溪；久病配耳门、百会、肾俞、照海。先用毫针刺（新病用泻法，久病用补法），针后肾俞拔罐10分钟，每日一次，5次为一疗程（图9-20）。

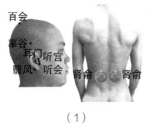
（1）

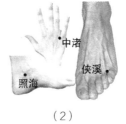
（2）

图9-20 针罐法

走罐法

足太阳膀胱经的大杼至膀胱俞，督脉的大椎至腰俞，沿两条经脉来回推罐，至皮肤发红。耳门、翳风、中渚穴毫针针刺20分钟（图9-21）。

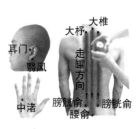

图9-21 走罐法

四、注意事项

治疗期间注意休息，避免过劳和精神刺激。本法对神经性耳鸣效果好，对于顽固性耳鸣应积极寻找病因，对因治疗。

鼻出血

一、概述

鼻出血是一种常见症状，可出现于各种年龄、时间和季节，多由局部病变（如炎症、外伤、鼻中隔偏曲、肿瘤等）和全身性疾病（如引起动静脉压增高的疾病，出凝血功能障碍，血管张力改变等）引起。前者引起的多发生于单侧鼻腔，出血量不多，后者引起的多为双侧交替性或同时出血，出血量多，时间长，难以遏止。本病在中医学中属"鼻衄"范畴。

二、临床表现

以鼻腔出血为主要症状。一般发病较急，为单侧，亦可为双侧；出血量多少不一，轻者仅涕中带血，重者可引起失血性休克；反复出血则可导致贫血。多数出血可自止。

三、治疗

针罐法

取穴太冲、内庭、涌泉、合谷、大椎。大椎用三棱针点刺诸穴2~3下，吸拔留罐10~15分钟，其余穴位针刺，每天一次，6次为一疗程（图9-22）。

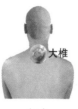

（1）

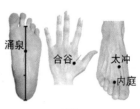

（2）

图9-22　针罐法

刺络拔罐法

取穴大椎、关元。以皮肤针重叩出血，吸拔留罐10~15分钟，复发每周2次（图9-23）。

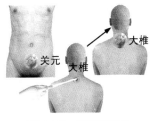

关元

大椎

大椎

图9-23　刺络拔罐法

四、注意事项

急性大量出血者应立即积极配合中西医药物治疗，消除紧张恐惧，疑有休克倾向，积极抗休克治疗。拔罐时配合原发病的治疗，忌食辛辣，改变挖鼻习惯，避免鼻孔损伤。

慢性鼻炎

一、概述

慢性鼻炎是一种常见的鼻腔黏膜和黏膜下层的慢性炎症，常伴有功能障碍，通常包括慢性单纯性鼻炎和慢性肥厚性鼻炎，后者常由前者发展、转化而来，但也可经久不发生转化，或开始即呈肥厚性改变。本病在中医学中属于"鼻窒"范畴。

二、临床表现

慢性鼻炎以鼻塞为主要表现，可分为慢性单纯性鼻炎、慢性肥厚性鼻炎、萎缩性鼻炎等。慢性单纯性鼻炎主要表现为间歇性或交替性鼻塞，晨轻夜重，多涕，常为黏液性，间或有少量黏脓性涕。慢性肥厚性鼻炎表现为持续性鼻塞，涕少，为黏脓性，不易排出，伴头胀痛、精神不振，可有邻近器官（咽）受累症状，嗅觉明显减退。检查可见鼻甲肥大，表面不平，滴麻黄素后不收缩。萎缩性鼻炎表现为鼻塞，常伴鼻咽干燥、鼻出血、嗅觉障碍、鼻臭等症，严重者可有头痛、鼻窦发炎处有明显胀痛感，可有红肿、拒按等症状。

三、治疗

刺络拔罐法

取穴分3组。一为大椎、合谷；二为肺俞、足三里；三为风池、曲池。每次取一组，用三棱针点刺后加罐吸拔，留罐10～15分钟，每周2次，症状缓解后每周一次（图9-24）。

梅花针叩刺后拔罐法

主穴大椎、肺俞、脾俞、足三里、膈俞；配穴迎香。主穴用梅花针叩刺后拔罐20分钟，配穴只用毫针针刺，不拔罐，不留针。隔日一次（图9-25）。

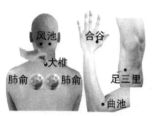

图9-24 刺络拔罐法

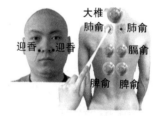

图9-25 梅花针叩刺后拔罐法

四、注意事项

坚持治疗，增强体质，少食辛辣厚味。明确病因，综合治疗。

拔罐
疗法治百病

鼻窦炎

一、概述

鼻窦炎是鼻窦黏膜的一种非特异性炎症。有急、慢性之分。急性可发生在一个鼻窦，慢性可累及多个鼻窦。各窦中以上颌窦的发病概率最多。症状特点为鼻塞、多脓涕和头痛。急性感染者可出现畏寒、发热等全身症状。慢性鼻窦炎多因急性鼻窦炎反复发作未能得到适当的治疗所致。局部症状为多涕，鼻塞，或有头痛，嗅觉减退或消失，可伴失眠、记忆力减退等精神症状。检查见中鼻甲肥大或有息肉样变，中鼻道变窄。本病在中医学中属于"鼻渊"范畴。

二、临床表现

1. 急性鼻窦炎

有急性鼻炎、流感或急性感染性疾病史，有牙周或牙根感染病史。可见全身不适，关节疼痛、精神不振、发热恶寒等症状。鼻塞，嗅觉减退，鼻内有大量黏脓性或脓性分泌物，头痛可出现在前额、眉间或枕部，窦腔局部疼痛。

2. 慢性鼻窦炎

有急性鼻窦炎反复发作史。长期鼻塞，流黏脓或脓涕，头痛头昏，注意力不集中，嗅觉减退或消失。

三、治疗

火罐疗法

肺经郁热选风门、风池、合谷，先点刺诸穴，后吸拔5分钟，日一次。胆腑郁热选风池、印堂、阳陵泉；脾经湿热选脾俞、中脘、公孙、阳陵泉；以上两型拔罐5分钟，每日一次。肺气虚寒选肺俞、太渊、四白，先温灸诸穴，后吸拔5分钟，每日一次。脾气虚弱选脾俞、中脘、足三里、三阴交，吸拔5分钟，每日一次（图9-26）。

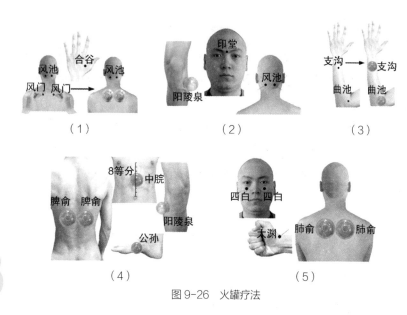

（1）　　　　　　　（2）　　　　　　　（3）

（4）　　　　　　　　　（5）

图9-26　火罐疗法

四、注意事项

积极治疗急性鼻窦炎，注意用鼻卫生，坚持治疗，预防慢性鼻窦炎。

过敏性鼻炎

一、概述

过敏性鼻炎，又称变态反应性鼻炎，是发生在鼻黏膜的变态反应性疾病，以鼻痒、喷嚏、鼻分泌亢进、鼻黏膜肿胀等为主要特点。相当于中医学中的鼻鼽。

二、临床表现

过敏性鼻炎系由多种特异性致敏原引起的变态反应性疾病，多有过敏原接触史，表现为：鼻阵发性奇痒，伴有眼部发痒、流泪，连续打喷嚏，流清涕，鼻塞多为双侧、嗅觉减退；常年性变应性鼻炎常有家族史，家庭中可有哮喘、荨麻疹或药物过敏史。

三、治疗

针刺拔罐法

取穴分3组。一为印堂、迎香、口禾髎、风池、合谷、足三里、三阴交；二为肺俞、脾俞、肾俞、命门；三为神阙。先针刺第1组穴位，用平补平泻法，得气后，留针30分钟。起针后再针第2组穴位，得气后，用捻转补泻法，行针2~3分钟，留针30分钟。第3组穴位拔罐，患者仰卧位，暴露腹部，用闪火法，在神阙穴连拔3~5下，再留罐5分钟。每周3次，10次为一疗程（图9-27）。

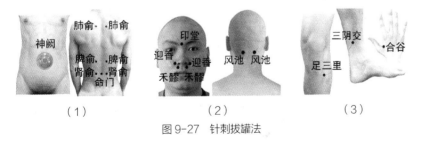

（1）　　　　　　（2）　　　　　　（3）

图9-27　针刺拔罐法

四、注意事项

避免接触过敏原，增强体质，严重者积极配合中西药行脱敏疗法。

扁桃体炎

一、概述

扁桃体炎是腭扁桃体的一种非特异性的炎症，常伴有程度不等或范围不一的咽黏膜和其他淋巴组织的炎症，但以腭扁桃体的炎症为主，多见于儿童和青年。本病有急、慢性之分。西医学认为本病主要由溶血性链球菌感染所致。可通过飞沫或食物直接接触而传染。在劳累、受凉后机体抵抗力降低时则引起本病。

二、临床表现

常有受凉、劳累、烟酒过度、营养不良、身体抵抗力低下等诱因。发病急骤全身不适，寒战发热，头痛，颈背和四肢酸痛，食欲不振，常有便秘，咽部疼痛，吞咽时加重，常伴有耳内疼痛。患者急性病容，面颊潮红，口臭，舌苔厚白，扁桃体红肿，隐窝口有黄白色脓点，可融合成片，状如假膜，易擦掉，下颌淋巴结肿大及压痛。

三、治疗

刺络拔罐法

方法一　取穴大椎、内关。用三棱针点刺出血后拔罐，留罐10～15分钟，起罐或重拔一次（图9-28）。

方法二　取穴大椎、耳尖。先用三棱针点刺大椎出血，后拔罐10～15分钟，然后用手揉捏耳廓至充血发红，将

拔罐疗法治百病

耳尖进行常规消毒，用三棱钟点刺后，挤出数滴毒血每日一次或隔天一次（图9-28）。

取穴分2组。一为胃俞、肝俞、风门；二为身柱、肺俞、内关。风热外袭配大椎、风池、曲池；肺胃热盛配内庭、十宣、少商。实证用刺络拔罐法，虚证用单纯拔罐法（图9-28）。

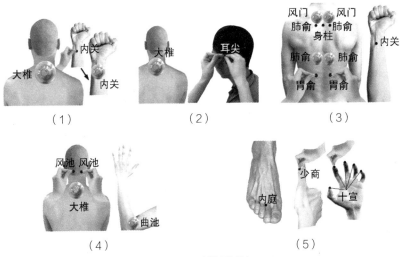

（1）　　　　　　（2）　　　　　　（3）

（4）　　　　　　　　（5）

图9-28　刺络拔罐法

四、注意事项

在拔罐治疗期间，严重者配以药物治疗则效果更佳。患者应注意咽部卫生，常用清喉利咽之剂含漱，避免过食辛辣肥腻之品。饮食清淡，保持大便通畅，以免症状加重或复发。

急性咽炎

一、概述

急性咽炎是咽黏膜和黏膜下组织及淋巴组织的急性炎症。本病起病较急，初觉咽部干燥、灼热、发胀、粗糙、微痛，继而咽痛加重，以致吞咽时痛剧，痛感常可放射到两侧耳部及颈部。重症患者可有发热、畏寒、头痛、四肢酸痛、食欲不振、口渴、口臭、便秘等全身症状。

二、临床表现

起病急剧，咽喉红肿疼痛，干燥，灼热感，吞咽时疼痛加剧，可放射至耳部，咽部分泌物增多，伴有刺激性咳嗽，常伴恶寒发热、头痛、关节酸疼和全身不适等全身症状，检查可见咽部充血、水肿，扁桃体肿大，咽隐窝内有炎性渗出物堆积成白色或黄白色的脓点，常伴颌下淋巴结肿大、压痛。

三、治疗

刺络拔罐法

方法一

取穴大椎、肺俞、肝俞、少商、商阳。先将大椎、肺俞、肝俞穴进行常规消毒，每穴用三棱针点刺后，立即在所点刺的穴位拔罐，留罐10~15分钟，拔出毒血1~5ml，起罐后擦净皮肤上的血迹。然后将少商、商阳穴进行常规消毒，每穴用三棱针点刺数下，挤出毒血6~12滴，至挤出的血液由紫红色变为淡红色为止。隔日治疗一次，6次为一疗程（图9-29）。

方法二

将太阳、天突穴进行常规消毒，每穴用三棱针点刺3~5下，选择小号火罐，立即拔于所点刺的部位，留罐10~15分钟，至皮肤出现红色瘀血或拔出毒血1~5ml为止，起罐后擦净皮肤上的血迹，隔日治疗一次，6次为一疗程（图9-29）。

方法三

取穴大椎、耳尖。先将大椎穴进行常规消毒，用1.5寸毫针刺之，采用强刺激泻法，取得针感后在针上拔火罐，留罐10~15分钟，至皮肤出现紫红色瘀血后起罐拔针。然后用手揉捏耳廓至充血发红，将耳尖进行常规消毒，用三棱钟点刺后，挤出数滴毒血。每日或隔日治疗一次，6次为一疗程（图9-29）。

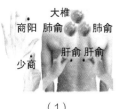

（1）

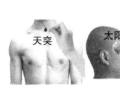
（2）

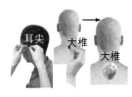
（3）

图9-29　刺络拔罐法

四、注意事项

拔罐刺血疗法治疗本病效果较好，尤其对于急性咽喉肿痛效果显著，往往可以立即缓解疼痛，局部炎症亦随之消失，体温自然下降，一般治疗1~2次即可痊愈。在治疗期间，患者应忌食辛辣刺激性食物及戒烟酒等。

慢性咽炎

一、概述

慢性咽炎是指咽黏膜、黏膜下组织和淋巴组织的慢性弥漫性炎症。多发于成年人，有时症状顽固，不易治愈。常由反复上呼吸道感染或长期的理化刺激（如化学气体、粉尘、辛辣饮食、烟酒等）所造成。本病在中医学中属"虚火喉痹"范畴。

二、临床表现

咽部可有各种不适感觉，如异物感、发痒、灼热、干燥、微痛、干咳、痰多不易咳净，讲话易疲劳，或于刷牙漱口、讲话多时易恶心作呕，检查见咽部黏膜充血呈暗红色，咽后壁有淋巴滤泡增生，呈颗粒状。

三、治疗

刺络拔罐法

主穴取大椎，配穴取定喘。先用三棱针点刺大椎1～2分深，在以大椎穴为中心拔罐10～15分钟，每天一次，3日为一疗程（图9-30）。

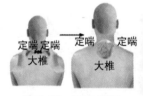

图9-30　刺络拔罐法

梅花针叩刺后走罐法

取颈椎及其两侧、第1～3胸椎两侧，肘至腕部之大肠经线上、足跟部之肾经线上。先在应拔部位用梅花针叩刺（依次从颈椎→胸椎→肘腕部→跟部）2～3遍，再依次用走罐法至皮肤潮红，亦可任选数穴（在上述范围内）用留罐法留罐。隔天一次，10次为一疗程（图9-31）。

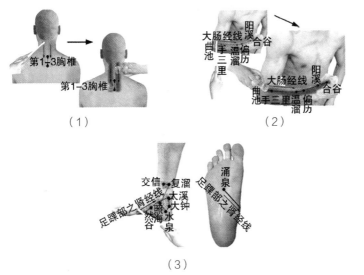

（1）

（2）

（3）

图9-31 梅花针叩刺后走罐法

四、注意事项

预防反复感染，若感冒后应少说话，减少烟酒、辛辣及粉尘刺激。用生理盐水漱口，保持口腔卫生。

颞下颌关节功能紊乱综合征

一、概述

颞下颌关节功能紊乱综合征是由于颞下颌关节功能失调引起的下颌关节运动障碍，开口过小或闭口绞锁，活动时关节区及周围肌群疼痛，关节运动时发出弹响声。青年女性较多见。西医学认为，本病可能与情绪不稳定、体质虚弱、咬合关系紊乱及下颌关节解剖异常、寒冷刺激、关节挫伤、肌肉拉伤等有关。本病在中医学中属于"痹证""颊车骱痛"范畴。

二、临床表现

临床表现有下颌关节局部酸胀或疼痛、弹响及运动障碍，并可伴有不同程度的压痛。以咀嚼及张口时关节酸胀或疼痛尤明显，张口活动时弹响出现，响声可发生在下颌运动的不同阶段，伴有张口受限，也可出现张口时下颌偏斜。此外，可伴有颞部疼痛、头晕、耳鸣等症状。

三、治疗

刺络拔罐法

取硬结点或压痛点、外关或合谷。用三棱针点刺后拔罐15分钟（图9-32）。

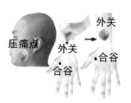

图9-32　刺络拔罐法

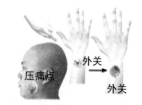

图9-33　梅花针叩刺后拔罐法

梅花针叩刺后拔罐法

在患处痛点和外关穴用梅花针叩刺微出血后拔罐并留罐2～5分钟（图9-33）。

四、注意事项

在治疗期间保持心情舒畅，饮食以稀软食物为主，忌咀嚼过硬食物，增加营养，增强抗病能力。